MULTIGENERATIONAL FAMILIES, CLOSE-RESIDENCY AND HEALTHY AGEING

Fukui, Hokuriku, Japan and the World

三世代近居の健康長寿学

福井・北陸・日本・世界

杉村和彦／石原一成／塚本利幸［編著］

晃洋書房

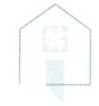

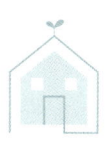

はしがき

本書は、健康長寿という現象を地域間の比較の視座から学際的・総合的に再検討したものである。日本の国内を見ても、健康長寿にかかわる地域的な差異を、これまでも多くの人が関心を持ち、その原因を究明してきた。「沖縄は長寿だ」「長野は長寿だ」という言説がある。そして、日本の平均寿命を全体で見た時、世界で見てもトップの長寿社会を生きる「なぜか長寿」の日本社会がある。

しかし一口に健康長寿の要因を究明するといってもその現象は様々な複合的な要因による複合的な現象として生み出されている。WHOによれば長寿に関して「長寿とは長生きすることであるが、単に生きているという状態を示すものではなく、人間が人間としてとして特色を活かし、自分らしくもてる力を十分活用し、身体的・精神的・社会的に健康で活き活きと長く生きられる状態を示すものである」と定義され、少なくとも「こころ・からだ・しゃかい」の3つの複合的な視点の重要性から出発する必要性が指摘されている。

すでに述べたような「沖縄は長寿だ」「長野は長寿だ」という言説と抱き合わせで出てくる健康長寿言説も、「あそこの地域はこういうものを食べているから健康にいいらしい」という一元的な食べ物言説であったり、同時にそういう「食べ物」に事よせた環境決定論ともいえるような固定的な地域の健康長寿現象に対する見方であったりする。しかし本書の中心におかれる地域論的な視角とそれに基づく地域間比較から見えてくるのは、日本という1つの国を取ってみても健康長寿現象をめぐる地域間の関係が大きく変容するということである。平成12年の国勢調査では、福井県が男女ともに平均寿命で全国2位となり、そのことが「なぜか長寿」というキャッチフレーズのポスターで県民に周知された。そのことが契機となって、福井の健康長寿現象を掘り起こしてみた結果、明らかになったことの1つが、晴れがましい現在の状況とは裏腹に、大正時代の終わり、福井県は短命不健康ともいえるような世界を生きていたという歴史的な事実である。

こうした急激に上昇した平均寿命と健康度を「そうだ、福井の健康に関する行政施策はすばらしかったんだ」という行政の手柄論に一元化してみようという人たちの声もある。しかし一方で、「もちろん福井の皆さんも懸命にがんばってきたのかもしれないが、重要な「健康」に関しては、どの県だって懸命にやってきたんだよ」とか「福井だけがすばらしい」というけれど、統計を少し詳しく見れば、「ほら、福井の隣りの石川県だって、そしてその隣りの富山県だって、同じように最底辺からトップに近いところまで駆け上がっている」、それはどうしてなのかという声もある。

福井県が発した「なぜか長寿」というキャッチフレーズ自身が、福井県の健康長寿の今日の高さの達成が、容易に意識化できるような「行政主導的成果」とも言えず、「なぜか」と問わなければならないことにその言葉がかかえる困難が現われているともいえるだろう。私たちの研究は、各地の健康長寿言説の中でしばしばみられるような、行政的な自尊の言葉を抑えて、健康長寿現象にかかわる住民の生活世界の中に降り立つことを意図してきた。

全国的な統計が集まりつつあった大正時代から現在に至る100年間の地域差の推移をみても本書が示してきたように新興長寿県、伝統長寿県、伝統短命県、転落短命県の４つのカテゴリーに分類することができる。新興長寿県には、福井、富山、石川、伝統長寿県には、長野、伝統短命県には青森、転落短命県には鹿児島、和歌山などが位置づけられる。

その中で本研究では、新興長寿県の変動の要因を「こころ・からだ・しゃかい」の枠組みの中で探索する中で、急激に変動する要因の中核にある、「しゃかい」の重要性に着目し、福井県に特徴的な「三世代近居」とそのソーシャルキャピタル（社会関係資本）に支えられた「長寿学」の現代的意義を取り出している。福井の農村には、都市で高齢者の生きがいをささえるための市民農園が、そのままの生活の中に仕組まれ、さらに三世代同居、近居の中に家事や孫の世話など高齢者もさまざまな役割が与えられて生活がなされていくことだろう。すでに見てきたように、このような福井の中に当たり前のようにある三世代近居は、その社会形態そのものが高齢者福祉の場になっていることだろう。そして本書で見てきたように、こうした三世代近居に支えられた健康長寿のあり方は県境を越えて、北陸型として広域的な広がりをもっている。

日本の国内における健康長寿度はおおむね県のランキングとして、意識化されている。しかし、県という境域は、言うまでもなく、ある時代に行政によって定められた人工的な領域であり、地理学的には１つの形式地域である。また、健康長寿は、人間の生命の再生産に関わることがらであり、人間の「身体性」

をその問題の領域に組み込むことにより、自然環境、生態系ということがらにきわめて直接に向き合うものである。このような視点から健康長寿の生成する場をとらえるならば行政上の「県」という単位だけにのってその議論を展開して行くことには大きな困難が伴う。

こうした形式地域を単位として社会の生活分析をすることの困難性に対して、大きな異議申し立ての研究方法を打ち出してきたのは、東南アジア研究の中で、国家という単位でのこれまでの地域分析を批判した高谷などの「世界単位」というような考え方だろう。高谷［2010］の「世界単位」論は、生態地域としての単位性を基礎としながら、国家という単位を超えたまとまりを構想し、そうした単位で地域ごとの動きをとらえなおそうとしている。

このような「国」というレベルでのランキングを図る単位性の問い直しとともに、「県」や「市・町」というミクロなレベルでも、地域現象のよりダイナミックな動きを掬い取るための、上記で述べたような新しい地域を捉える視点が重要になってこよう。地域の健康長寿度をめぐる社会福祉的な枠組みや施策を、住民に対してより意味のあるものにするための「地域」の健康にかかわる主体的な「地域」のあり方を取り出していくことが重要になってこよう。

第１章では本研究の出発点である福井が平成12年に男女ともに平均寿命第２位なって以降平成17年に始まった福井県立大学の「健康長寿研究」の経緯が示されるとともに、そこでの研究方法として「こころ・からだ・しゃかい」の複合的な視点で、学際的な研究を行ってきた経緯が述べられている。同時にその研究視点として、重視されたものが、「地域における健康長寿状況は変化する」ということであり、この100年の変化を基盤として、日本の地域を新興長寿県、伝統長寿県、伝統短命県、転落短命県の４つに分類し、福井県を新興長寿県に位置づけている。同時に変化を含む同質的なひろがりは、「県」で閉じるわけではなく、「県域」を超えて広がりを持ち、検討の結果、「北陸型」というまとまりを見出した。

同時に本書では、新興長寿県である福井の健康長寿現象を中心に、「こころ・からだ・しゃかい」という３つの側面から検討している。そのなかで健康長寿現象の急転する変容に着目して、変容に対応する内部の中心的な要因として、しゃかいの規定要因としての重要性に着目し、現代的な健康長寿を支える基盤として、北陸型に共通する三世代近居とその意味を検討している。同時に動態の中にある三世代近居を支えるものとして、北陸が農村域でありながらも、都市から遠い地域と比べれば京阪神、名古屋などの大都市圏に近く、就業機会を支える産業立地が可能であり、相対的に見た時に、安定的な定住社会を生み出してきたことを指摘している。

本書は、以上のような視点の下に健康・長寿現象の地域間の比較を行い、福井の健康長寿現象を出発点において比較の視点からローカルな健康長寿の現代的な可能性を検討している。

第Ⅰ部では、すでに述べた日本の中の４つの健康長寿地域類型（新興長寿県・伝統長寿県・伝統短命県・転落短命県）を基にして、健康長寿の「こころ・からだ・しゃかい」という３つの要因をめぐって、詳細な地域間の比較を行っている。

第１章では福井県立大学の健康長寿研究がその特色として、「こころ・からだ・しゃかい」相互の影響関係を視野に入れ、総合的なアプローチを行っている点を強調する。健康にかかわる生活習慣、精神的な健康度、ソーシャルキャピタル（人間関係のネットワーク）の間には、密接なつながりが存在する。そして非選択的な人間関係のネットワークの緊密さには、地域特性の違いを反映して、調査地点ごとに大きなばらつきが存在することを明らかにした。

第２章ではこころの健康に焦点を当てる。その際GHQ-12を尺度として調べ、伝統短命県に分類した青森県は悪く、伝統長寿県の沖縄県はよかったことを明らかにした。こころの健康尺度は、からだの健康に関する項目、あるいは「気がねなく話せる人数」などのしゃかいの健康に関する項目との連関が多く認められる。それを踏まえて地域におけるソーシャルキャピタルを高め、こころの健康、そしてからだの健康を維持することが大切であると結論した。

第３章ではからだの健康に焦点を当てた。からだの健康は、ブレスローの７つの健康習慣、「健康日本21」の栄養、食生活の分野で用いられている４項目、身体活動状況を尺度として用い、それぞれに地域差を取り出している。結論として、ソーシャルキャピタルやそれに付随する個人間ネットワークや互助的行動を通して、個人の健康を維持していくことが大切であることを指摘している。

第４章ではしゃかいの健康に目を向ける。福井県の産業構造や雇用構造は人口動態に影響を与え、定住性の高さという地域特性を生み出している。地域特性は人口動態を通して、家族の在り方に影響するが、どのように影響がでるかは、人口流入地域、人口流出地域、定住地域といったタイプによって異なり、家族の在り方は、健康習慣や精神的健康度に影響することを指摘する。

第５章では福井の農村社会の特質と健康長寿の関係に焦点を当てる。福井県においては、農村のソーシャルキャピタルをめぐって、全国的に見ても突出した特色があり、福井県の健康長寿論の要因ともつながっているが、この関連を農村の兼業化という社会動態の中で捉えている。また高度の兼業化は修正拡大家族の再生産構造を支え、三世代居住、近隣居住を可能にしていることを明らかにしている。

第6章では、「世界の日本、日本の福井」という視点から世界の中の福井の健康長寿現象の意味を捉えなおしている。日本では経済的な開発・発展が栄養や教育水準の向上、平等性の高い社会の実現につながって平均寿命が延びてきた。そうした中で、全国的に配偶関係、家族形態、雇用形態が急速に変化する中で、福井県では古くからの生活様式が相対的によく保存されてきたことの意味を再検討している。

第Ⅱ部では福井県の健康長寿現象をめぐる地域特性としての三世代近居という現象に焦点を当てて、福井内部の地域差異を取り出す。とくにここでは、福井市の郊外の永平寺町の健康長寿現象の特性を検討している。ここでは、急速に変貌する永平寺町域で再生産されている、三世代近居にかかわる高齢者を支える力をマクロ、ミクロという側面から取り出す。その分析の中では、三世代近居が支えるおじいちゃん力、おばあちゃん力、ダブル年金、共働き率の高さなどの状況とともに、ソーシャルキャピタルの都市化の中での変化のあり方を取り出した。また第8章の研究対象の永平寺地域では、対面の聞き取り調査を行い、「三世代近居の健康長寿学」が住民によって、どのように生きられているのか、住民主体の健康長寿をめぐる社会福祉政策を考えていくための厚い記述を提供している。

終章では「健康長寿現象」を「こころ・からだ・しゃかい」という複合的な視点から捉え、地域間比較の中で取り出してきたその長寿学の捉え返しの現代的意味と可能性を検討している。この100年近くの間に健康長寿度を押し上げ、新興長寿県としての位置を福井が確立してきた背景には、福井県の行政や保健の懸命な取り組みがあったことも事実だが、地域そのものが生み出した地域的な適応の創造の積み重ねが大きい。このような押し上げの中にある健康長寿現象を、地域論的に見るとき、福井を越えたよりひろい広がり、ここでは北陸型という枠組みの重要性を指摘している。

そしてそれは、本書で取り組んでいるような徹底した地域間の比較で初めて浮き彫りにされるものであった。地域の中の健康長寿現象は、本書が取り組んできたように「こころ・からだ・しゃかい」というような複合的な要因の中で浮かび上がってくるものであるが、なによりもそこには地域住民の主観の領域が組み込まれる。そのような比較の中で取り出してきた「三世代近居の長寿学」は、近代社会との相克の中で、地域住民が自らの生活の伝統や慣習との組み合わせの中で、1つの創造として生み出してきたものである。

今日、このような創造の知としての地域の潜在力は、これまでのような単一のディシプリンに地域社会がやみくもに従うのではなく、そのような普遍性を帯びたパラダイムに対しても、地域が自らの伝統や慣習を基盤にして、対話的に創造し続ける脱中心的な新しい知のあり方である。このような潜在力は、21世紀に投げ出された1つの難問であるアフリカの紛争解決の中で注目されているが、ここではそうした視点との連関で、日本の1つの地域社会としての福井の健康長寿現象が有する現代的意味について論じている。

本書は、福井の中に生じた健康長寿現象から出発して、比較の視座から地域の生活の中にある「健康長寿」にかかわる住民の創造知を取り出そうとしている。本書は研究の途上で取り出した1つのスケッチであるが、多くの方が手にとられ、開かれた議論の場の中で地域から発信する長寿学としてさらに鍛えられ、健康長寿をめぐる対話的な知のあり方が深まっていくことを期待したい。

編集者を代表して

杉村和彦

目　　次

第Ⅱ部　三世代近居の長寿学

序章

地域研究の新しい視点と「福井健康長寿」の謎解き

はじめに

福井県は平成12年以降、全国でトップクラスの長寿県としての地位を保っている［厚生労働省 2017］。なぜ、福井の人々は長寿なのか？ その理由については多くの人々の興味を引くところであろう。

長寿要因をめぐる議論については、医学、社会学、心理学、栄養学、運動、地域保健などの様々な側面からなされている。しかし、現代的な「健康長寿」の要因がとりわけ「生活習慣」との関連で議論されているにもかかわらず、その議論は限られた要因を全体化して論ずるにとどまり、健康長寿の地域差やその要因の文化論的背景に関する複合的要因を総合的に捉えるトータリティのある議論は、必ずしもなされていない。

こうした健康長寿研究における地域論的視点が抱える問題点は、「福井県」をめぐる健康長寿研究においても同様である。「なぜか長寿」という福井県の健康長寿状況を他の地域社会との関係で一定の説得的な了解を得るためには、地域間比較やその比較の前提となる健康長寿にかかわる要因と考えられるものについてのデータが必要である。しかしながら、それに耐えうるものは、これまでに十分存在しているとはいえない。

「県」を単位として地域性を語るような「県民性」論も、これまで幾多の試みがあるとはいえ、健康長寿状況との連関を説得的にとらえるようなものにはなっていない［平成県民性調査会 2004；岩中 2006；県民性データ研究会 2005；NHK放送文化研究所 1997；祖父江 2006；武光 2001；矢野 2005］。また、県を唯一の単位としたようなこれまでの健康長寿論の地域論的構成を、地域社会の実態に即したよりリアリティのあるものに組みなおして行くことも必要であろう。

こうした研究状況の中で、福井県の健康長寿の地域論的な研究として、1つの契機となったのは、平成17年に福井県福祉環境部健康増進課がまとめた、『ふくいの健康長寿の謎解き』［福井県 2005］という報告書である。逆に言えば、これまで、個別のテクニカルな健康長寿にかかわる研究や提言はあっても、「福井」という地域を対象として、そこに浮かび上がる健康長寿状況のユニークネスに迫る視点は必ずしも深いものにはなっていなかったのである。福井県立大学の健康長寿研究班は、こうした福井県の健康長寿状況を「からだ」、「こころ」、「しゃかい」という３つの研究領域に分け、医学的側面、心理学的側面そして文化社会的側面から学際的にアプローチしている。

本章では、健康長寿研究の地域論的展開、すなわち、日本の中の福井を捉え直していくための地域論的視点とその方法について提案したい。

1　地域における健康長寿状況は変化する

健康長寿をめぐる議論の中で留意しておかなければならないことは、ある地域における健康長寿にかかわる状況と評価が、時の流れとともに大きく変容し、その序列が逆転する現象みられることである。

福井県の平均寿命の推移は**表1**のとおりである。男性は、大正10～14年は44位（37.97歳）、大正15～昭和５年は45位（40.50歳）、昭和10～11年は46位（40.43歳）と極めて低い状況であった。これが戦後一貫して平均寿命は延び続け、しかもその中での比率は他県と比較して急速であり（**図1**）、昭和34～36年は19位（65.53歳）、平成２年は２位（76.04歳）となった。一方女性の平均寿命に関しては、大正10～14年は46位（37.14歳）、大正15～昭和５年は46位（39.71歳）、昭和10～11年は46位（40.70歳）と男性と同じく極めて低い状況であった。女性の場合も戦後一貫して平均寿命は増え続けたが、男性と比較すると全国の中での順位の伸びは遅れ、昭和50年は22位（76.81歳）、平成７年は12位（83.63歳）、平成12年に２位（85.39歳）となった［福井県 2005］。平成29年に発表された「平成27年都道府県別生命表」［厚生労働省 2017］によれば、福井県の平均寿命は、男性81.27歳（全国６位）、女性87.54歳（全国５位）となった。平成12年（男女とも全国２位）より全国順位は下がったものの、依然として、全国トップクラスを維持しているといえよう。

このように福井県が健康長寿で全国的に高い位置を得るようになったのは、むしろ近年の現象であるということに留意しておく必要がある。

図1から読み取ることができるのは、左上のカテゴリーに入る福井県は、富山県、石川県と並ぶ新興長寿県であるということである。右上には、長野県、

表1　福井県の平均寿命の年次推移

	男性			女性		
	全国	福井県	順位	全国	福井県	順位
大正10～14年	42.06	37.97	44	43.20	37.14	46
大正15～昭和5年	44.82	40.50	45	46.54	39.71	46
昭和10～11年	46.92	40.43	46	49.63	40.70	46
昭和22年	51.76	49.96	39	55.62	53.13	38
昭和23～24年	56.02	51.00	45	59.37	52.27	46
昭和25年	57.48	56.60	33	60.73	58.95	39
昭和29～31年	63.17	63.14	22	67.33	66.68	31
昭和34～36年	65.38	65.53	19	70.28	69.81	28
昭和40年	67.74	67.96	14	72.92	72.87	24
昭和45年	69.84	70.18	12	75.23	75.04	23
昭和50年	71.79	72.21	8	77.01	76.81	22
昭和55年	73.57	74.24	6	79.00	79.18	16
昭和60年	74.95	75.64	3	80.75	81.01	12
平成2年	76.04	76.84	2	82.07	82.36	12
平成7年	76.70	77.51	2	83.22	83.63	12
平成12年	77.71	78.55	2	84.62	85.39	2
平成17年	78.79	79.47	4	85.75	86.25	11
平成22年	79.59	80.47	3	86.35	86.94	7
平成27年	80.77	81.27	6	87.01	87.54	5

(注) 網掛は福井県の平均寿命が全国値より低いことを示す
(出所) 福井県［2005：5]、厚生労働省［2007］より引用改変。

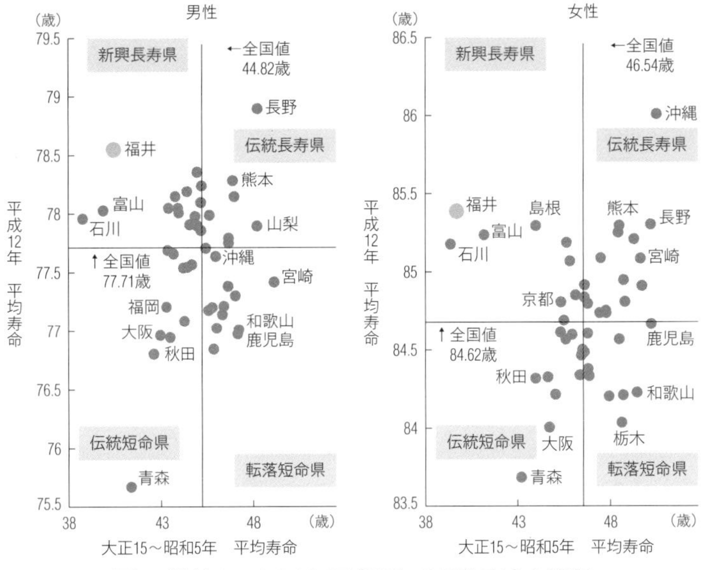

図1　戦前(昭和初期)と平成12年の平均寿命の関係

(出所) 福井県［2005：7]。

熊本県、山梨県など昔から長寿で、今もそのような状況にある伝統長寿県にカテゴライズされる。左下に位置づけられた青森県、秋田県などは、昔から短命で今も短命な、伝統短命県である。そして右下には、かつては長寿であったが、今は転落した転落短命県がカテゴライズされる。

ある地域の健康長寿状況をめぐる優位性が変化することは、一般に見られることであり、現在の状況についても時代的な変化の中で、その意味をとらえておく必要がある。したがって、現在の状況から、「福井は長寿である。それは、伝統料理としてこのようなものがある、またそのような料理を生み出す自然や環境がある」という形で、いわば環境決定論的に要因を論じるならば、時間の経過による変化との関係を説明することができない。過去においては、逆にその環境要因が健康長寿の劣位性を作り出していたことにもなりえるからである。

このように、健康長寿研究における地域性に関する論点には、底の浅い、環境決定論的視角の限界が付きまとっており［水津 1970；水津 1974］、歴史性を媒介とした、環境可能論の視点から健康長寿状況のリアリティにアプローチして行く必要があろう。

その際、同時に重要となってくるのは、扱うべき対象としての健康長寿の意味論とその可変性である。例えば、近年、生活習慣病との関係で語られる健康長寿の意味論は、飽食をめぐる、現代的な社会状況を前提としたきわめて短期的なここ数十年の意味内容にすぎない。また、貧困による欠乏、飢饉、飢餓という社会状況においては、健康長寿に関して十分な食糧をとることに重点が置かれることになるだろう。

今日の健康も長寿もそのような意味では、高度経済成長を通過して、日本社会が農村の末端に至るまで、近代化の成果として過食や飽食という状況を手にしたきわめて現代的な状況の中で意識化された健康長寿状況であり、現代の社会的文脈の中に構造化されたものといえよう。

したがって、健康長寿をもたらす地域の諸条件に関しても、かつてのような閉ざされた自給自足的条件下での生活環境とその中での健康長寿をもたらす条件とは大きく異なる。今日でも地域の自然的・生態的条件は依然として重要である。一方、例えば、医療サービスに関してはアクセスと受領可能性が重要となり、それゆえ都市とそれぞれの地域の近接性の問題、医療を受ける前提となる現金収入の高さやそれを得る可能性なども重要な要件となろう。

健康長寿の地域的要因を社会的な面から探ろうとする場合には、こうした複合的で多面的な要因の存在とその環境下で生きる生活者との相互関係を考慮した、現代的な環境可能論の視点が重要になってくる。現代的状況を踏まえた健康長寿の要因論の分析に先立って健康長寿を地域論的視点からとらえる方法的問題に触れておきたい。

2 地域研究の新たな潮流と健康長寿論

健康長寿は、そこに住む人の生活状況と深く連関する。その意味では地域環境と決定論的な因果関係はないとしても、その生活の場との連関の中でそうした状況が作り出されていると考えることができよう。また、健康長寿は、人間の生命の再生産に関わることがらであり、人間の「身体性」をその問題の領域に組み込むことにより、自然環境、生態系ということがらにきわめて直接に向き合うものである。このような視点から健康長寿の生成する場をとらえるならば行政上の政治領域として「県」という単位だけにのってその議論を展開して行くことには大きな困難が伴う。

県という境域は、言うまでもなく、ある時代に行政によって定められた人工的な領域であり、地理学的には１つの形式地域である。県境に身を置いて見れば、行政上は異なる地域に分離されたとしても、県境をまたいだ市町村の間には、生活上の共通した慣習や食生活が見られる場合が多い。福井県においても、嶺南の地域で京都府や滋賀県と接するような地域とは、県境で区切られていても類似した生活様式が見られるが、同じ福井県内でも嶺北との間には大きな差異が見られる。

政治領域のような、こうした形式地域を単位として社会の生活分析をすることの困難性に対して、大きな異議申し立ての研究方法を打ち出してきたのは、東南アジア研究の中で、国家という単位でのこれまでの地域分析を批判した高谷などの「世界単位」という考え方だろう。高谷［2010］の「世界単位」論は、生態地域としての単位性を基礎としながら、国家という単位を超えたまとまりを構想し、そうした単位で地域ごとの動きをとらえなおそうとしている。

このような高谷［2010］の「世界単位」論の視角には、地域研究の分析視角において、さしあたりこれまで全て、「国家」という単位に一元化して研究を進めようとしてきた地域研究の視点に対する批判の視座が出発点となっている。確かに現代社会において「国家」が地域の基礎単位として大きな意味を有していることは言うまでもない。近代を成立させる１つの要件は、ヨーロッパ社会の歴史的展開の中で生み出された国民国家の形成という現象を、世界的に普遍化する動きであったといえるだろう。アフリカのような植民地支配の中で遅れた地域においても、そうした支配から独立していく過程は、ヨーロッパで成立した国民国家という「近代化」を範型として進められてきた。

しかし植民地化の中で領土は、上から地域社会の生活の実情とは全く関係なく線引きがされて決められている。それゆえその領土を前提とし、そこからの独立ということを運命付けられた独立後の南の社会の中では、国民国家形成に向けた営為の中で、国家と民族・エスニシティの間の葛藤や生活世界とのズレが常に語られてきた。国家という分析の枠組みへの再考を促す、東南アジア地域研究の中で生み出された、「世界単位」という地域研究の視角は、こうした議論の背景を有するとととともに、地域社会の内的な世界観の一致という価値の共有と生態学的な地域の単位性とまとまりを重視するものとして提唱されてきた。高谷［2010］はこうした「世界単位」の意味内容について次のように述べている。

「ところで、この識別した地域単位は決して国などという既存の単位ではない。国境は近代の政治の産物である。列強がお互いに勢力拡張を図って植民地分割をしたのは、ついこの前のことであるが、多くの国境はそういうものを基礎にして引かれている。本当の地域というものは、そんなものとは全く違って、そこの生態や文化や社会に深く根ざして存続しつづけている、その土地そのものに根ざしたものである。そういう本当の地域こそ、将来とも頼りうる地理的単位になるに違いない。言い換えれば、これこそ人類史的に意味のある地域単位である。それをここでは「世界単位」と読んでいる。」［高谷 1996：vi］

しかしこの高谷［2010］の議論は、「世界単位」を持ち出して直ちに国家を否定しようとしているのではない。アジアの中には、国家と実質的な生活世界がかなり重なるかたちで「国家」が近代社会の中に再編された社会もある。しかし高谷の議論は、近代社会における国民国家という、その内部をのっぺらぼうの均一の国民と生活世界におくような分析視点が、すでに近代化された社会の中にも残された地域間の質的差異や「国家」という枠組みを強調することでそこから排除されることがらを救い出そうとしてきたのである。

ここで検討していく、日本の中の健康長寿状況に関する地域のまとまりとの関係で言えば、「世界単位」は国家を超えて、きわめてマクロな地域のひろがりの中で主張される分析視点であるが、私たちがこれまで地域の分析に際してしばしば無前提としてきた「国家」や「県」という単位性を相対化して、地域的現象のリアリティに迫ろうという点では共通した側面を有するともいえる。

3「健康長寿現象」における北陸型の発見

地域の分析において県という単位を利用するとしても、それを絶対視するのではなく、その単位を超えたり、内部を複合的に構成するひろがりの単位も含めて、その「地域」単位を相対化し、重層的な視角の下に、現象のリアリティをとらえ返そうとすることが重要である。国内の多くの統計データは、行政単位を基礎として作成され、その単位を基に分析がなされていく場合が多い。しかし、それが生活のリアリティとズレる場合もあり、さしあたりそのような「単位」性を用いるとしても、それを常に相対化する視点を内在させながら「地域現象」捉えて行くことが大切であろう。

このような県という分析枠組みを見る目の限定、県という単位のいわば動かない本質主義的な理解をはずして、地域性をとらえる単位性として考えるならば、県も１つの単位として大きな役割を果たす。これまで様々なかたちで書かれてきた「県民性」論には、他の単位集団にはない、多くのデータの集積があり、「福井」という単位での住民の特性論を展開して行くうえで様々な示唆を与える［平成県民性調査会 2004；岩中 2006；県民性データ研究会 2005；NHK放送文化研究所 1997；祖父江 2006；武光 2001；矢野 2005］。

「福井県の女性はよく働く。普段は貯蓄に励み慎ましく暮らすが、お金をかけるときは大きく（「男は家を立ててこそ一人前」）。冠婚葬祭に金をかける……」などの福井の県民性に関する議論がある。これらの県民性にかかわる言説は様々な文献の中でも共通したものが多く［平成県民性調査会 2004；岩中 2006；県民性データ研究会 2005；NHK放送文化研究所 1997；祖父江 2006；武光 2001；矢野 2005］、詳細なデータを欠いていても、それなりに客観性を持った、集団の社会的性格への手がかりといえよう。しかし一方で、地域社会の分析において、「県」や「市町村」という行政の枠組みは統計上のデータをその単位で集積することによって、それからはずれた地域のひろがりや内部の多様なまとまりとその複合性を度外視し、その行政単位で区切られた同質地域でイメージを閉じてしまい、地域のリアリティとのズレが生まれる場合が存在する。

こういう視点からこれまでの県を単位とした健康長寿に関する分析結果を見ると、福井県における健康長寿の優位性と見られる現象を福井県だけの固有のものとして見るという視点から、福井県を越えた広がりの中で見る視角が生まれてくる。また同時に、福井県内においても、それを同質的な地域として扱うような分析上の視点と離れて、その内部の地域差をとらえ、また諸特徴の漸次的な変化のあり方として取り出すことができ、福井県の健康長寿状況への複合的・重層的な視点が可能となる。

具体的には前者の県という単位を超えてひろがる類似的な健康長寿状況としては、後述する新興長寿県としての同質的なクラスターからなる「北陸型」というものが、様々な指標の地域間比較の積み重ねの中で浮かび上がってくる。そして重要なことは、こうした１つのまとまりある類似した健康長寿地域単位が認められれば、健康長寿にかかわる様々な処方においても、やみくもにある社会の健康食品や健康法を地域の伝統と切り離して導入し、喧伝するという改善策を問い直すことにつながるであろう。

地域ごとにそれぞれの健康長寿をめぐる１つの生活のタイプ、型というのがあるのだから、そうした社会、文化歴史的背景を前提として、地域社会に無理のない改善策というものを提案できるであろう。これは県内の地域間の内部にかかわる現象としても現れてくると予想され、福井県は１つだからということを前提として、ある地域の状況を他地域にもそのまま適用しようとするならば大きな摩擦を生み出すこともあると考えられる。

4 北陸型としての福井県の健康長寿と社会的要因

『ふくいの健康長寿の謎解き』［福井県 2005］などにも福井県の様々な特徴として表2のようなことが示され、それが「健康長寿」とかかわるものとして取り上げられている。

こうした議論を踏まえて、交野［2007］は、福井県は県外への移動が少なく、県内での安定性が高い社会という社会像を仮説として示した。他の県との地域間比較の中でこの傾向性は極めて特徴的なものとして浮かび上がってくるが、この社会像は、同時にそれを支える福井県に特徴的な他の生活上の現象とセッ

表2　福井県の様々な特徴

	項目	数値	順位
1.	平均寿命が長い	男性81.27歳 女性87.54歳	6位 5位
2.	女性の就業率が高い	52.6%	1位
3.	共働き世帯の割合が高い	36.1%	1位
4.	三世代同居率が高い	15.0%	2位
5.	1世帯あたりの人員が多い	2.75人	2位
6.	持ち家率が多い 床面積が広い	77.8% 173.3㎡	3位 2位
7.	1世帯当たりの収入が多い	650.2千円	2位
8.	転入が少ない 転出が少ない	1.09% 1.33%	46位 45位

（出所）福井県［2005：5］、厚生労働省［2017］、「一目でわかる福井のすがた」、「社会生活統計指標－都道府県の指標」、「全国消費実態調査」をもとに筆者作成。

トとなったものとして成立しており、「健康長寿」に関しては、構造化された複合的要因論を作り出していると考えられる。

福井県において「転入・転出者が少ない」という突出した社会的特質（**表2**）は、福井県人同士の結婚が多く見られるという現象とともに、三世代同居、近隣に親・兄弟が居住というような家族の共在状況を生み出している。この社会状況は、健康長寿を実現して行く上で高齢者にとって極めて有利な状況を作り出すことにもなる。1つは、高齢者にとっての「こころの健康」、特に生きがいということに関して重要なプラスの役割を果たす。福井県においては、平日において老人が孫の世話をする時間が他の県と比較して極めて長く、年を老いても社会において自らの役割を意識する機会が与えられている［交野 2007］。実際福井県においては、別居している場合においても祖父母が孫の世話をしている場合が多い。また、このような家族内の厚い協働関係は、福井県民の出生率の高さとも連動するような複合的要因論と考えられている［交野 2007］。

こうした福井の健康長寿とかかわる社会的特色の中には、福井の持ち家のがっちりとしたつくりなど、豪雪地域という自然環境にかかわる固有性も考えられる。富山、石川、福井などの北陸地域は、急峻な山脈が連なり、豪雪地帯として厳しい環境にあるが、逆にその環境への1つの適応として、がっしりとしたつくりの家が多い。北陸地域の一世帯当たりの住宅面積の全国の順位は、**図2**［県民性データ研究会 2005］に示されるように、富山1位、福井2位、石川4位、

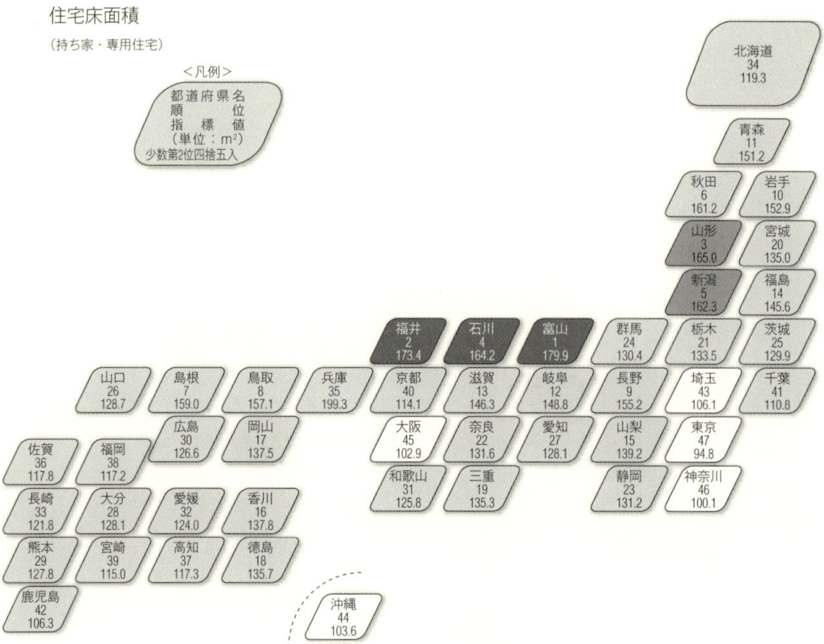

図2　住宅床面積の県別順位

（出所）総務省統計局「住宅・土地統計調査」平成15年。

となっており、大家族が共住して生活できる容器を提供しているといえよう。

その結果、世帯の家族数が多くなり、このことが、家族間の厚い支えあいのシステムを維持して、育児を親に頼めるというような有利な育児状況を作り出し、福井県に顕著に見られる高い共働きの状況を作りだしている。**図3**［県民性データ研究会 2005］に示されるように、福井県は、労働人口比率は女性が1位、男性が9位である。一方､完全失業率は46位である［県民性データ研究会 2005］。「福井の女性は働き者」という県民性がしばしば語られるが､統計上も支持される。このとこが、世帯収入の増加、高い貯蓄率を生み出すことにもつながる。

しかし、こうした福井県の健康長寿とかかわる社会的特色は、既に述べたような北陸地域の自然的条件の支えによって、この地域に保持される内的要因があるとしても、歴史的に見れば日本の一般的農村に見られた特徴とも重なる。水田を軸としたイエ中心の三世代居住は、よりマクロな地域間比較の視点からすれば、北陸地域を越えた、日本の一般的な農村にも見られる特徴でもある。

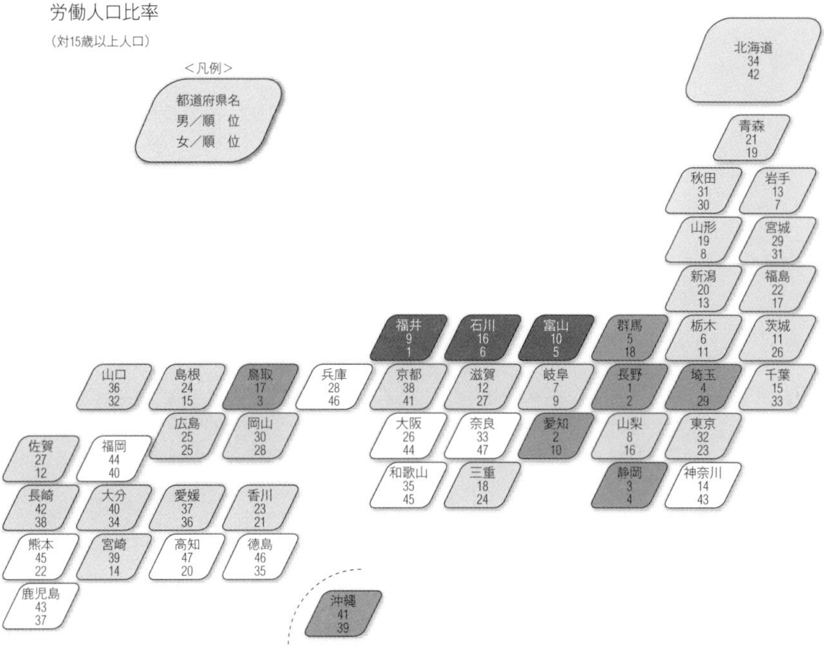

図3　労働人口比率の県別順位

（出所）総務省統計局「統計で見る都道府県のすがた2004」。

そして北陸地域と自然生態条件が類似した地域社会にあっても、健康長寿という指標との関係で全く相反する状況を生み出してしまう場合がしばしば見られる。例えば、東北などは同じように豪雪地域で生活の自然環境から見れば類似しているが､健康長寿という現象との関係では異なる動向を示す。したがって、この北陸型の健康長寿地域単位というまとまりを支える要因には、他の地域単位と比較したとき、別の要因の要素差が取り出される必要がある。そうした要因として、大きなものと考えられるものが、都市との近接性である。福井県も含めて北陸地方は中央に対する１つの地方社会といえるが、東北の青森県や四国の高知県などと比較すると大都市に近接している。この大都市圏の近さは、地方の開発に関して優位となり、高度経済成長期には多くの企業誘致をもたらした。同時に、歴史的にこの地域は伝統工芸を中心に多くの中小企業を抱えている。このような立地条件は、産業構造とそれに支えられた就業形態を他の遠隔地にある地方社会とは異なるものにしている。

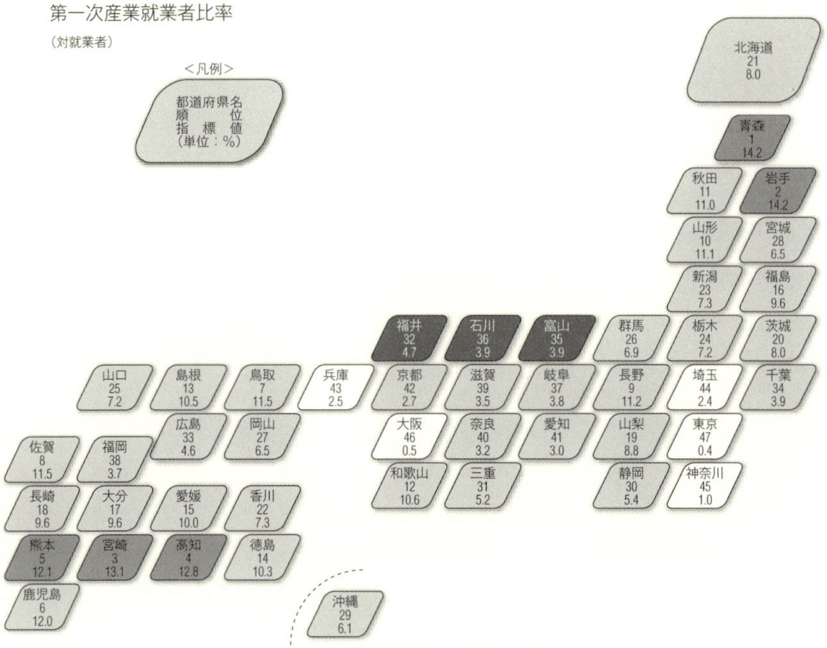

図4　第1次産業就業者比率の県別順位

（出所）総務省統計局「統計で見る都道府県のすがた2004」。

図4［県民性データ研究会 2005］は自然を相手に生業を立てている第１次産業就業者の比率を示したものである。遠隔地の地方社会と考えられる青森、岩手、宮崎、高知などは全国の第１次産業就業者の比率のランキングにおいて、それぞれ１位、２位、３位、４位を占める。青森県は有名なリンゴだけでなく、ニンニクの生産でも有名である。青森県の田子町は「にんにくの里」と呼ばれ、ここだけで全国シェアの15％を占める。一方、岩手にも農産物や海の幸に恵まれるとともに林業も盛んである。宮崎はピーマン生産で有名で、高知もハウス栽培でよく知られている。第１次産業就業者の比率のランキングのトップを占める県に続く地域も熊本、鹿児島、鳥取、佐賀、山形、秋田など遠隔地の地方社会である。

このように日本の中には、産業立地の中に、大阪、東京を中核に置いた同心円構造が存在し、中心域から遠隔地にある県のおいては、就業人口に占める２次、３次産業の比率が小さく純農村的な特質を持つことになる。これに対して大都市周辺の県においては、農村景観が卓越している地域であってもその就業構造は、大都市から遠隔地にある県の地域社会とは大きく異なる。

福井、石川、富山の北陸地域の各県はそれぞれ第１次産業就業者の比率のランキングが32位、36位、35位と低く、この地域はむしろ生活は第２次、第３次産業に依存していることをうかがわせる。この第１次産業就業者の比率の低さは、福岡や千葉などの他都市近郊の地域と類似している数値である。福井県は非常に兼業農家率が高く、農地を持ち自給用の耕作はするとしても、仕事としては非農業部門に従事している。福井県においては、こうした「農地」持ちサラリーマンが農業・農村の特質を作り出すとともに、都市域も含めた福井県の健康長寿社会の核になる生活構造を作り出しており、「安定的社会」を後押ししてきたと見ることができよう。

以上で見てきたように、福井県の健康長寿を支えるものとしては、地域社会の特質として、これまで取り出されてきた社会の「定住性」、またその中に生まれてくる三世代居住や親子世帯の近隣への居住という生活スタイルもかつての伝統的な社会特性がそのまま維持されているのではなく、地域社会全体の現代化された状況の中での「再創造」ともいえる場を生み出している。

5　福井県における地域生活と健康長寿状況の現代的様態

福井県は、その領域の中に広く農山村地域を抱えているが、そこに生活する人々の就業構造は、福井県の中に卓越して見られる中小企業や外部から誘致された工場などの存在による就業機会によって規定されている。また、福井県も含めた北陸地域は、中小企業が地場産業としてひろく立地し、厚みのある就業機会をこの地域の住民に提供してきた。もともと農家であった人々がそこに住んではいるが、その人たちの生活の実態としては、大きな庭（田畑）つきの家屋を持ったサラリーマン世帯がその中核を占めている。そして、福井県においては第２次産業部門における労働機会が極めて安定的に供給され、またその仕事から獲得される収入も全国と比較して一定の水準に達しているといってよいだろう。

これは都市へアクセスが厳しく、就業機会が少ない東北の青森県や四国の高知県などと比較した時の福井県の生活基盤にかかわる大きな特質である。とりわけこうした地域内の就業機会の差異が、地域生活のかたちとして浮かび上がってくるのは、出稼ぎ者の多い東北の各県との対比においてである。出稼ぎ者の比率のもっとも高い青森県では、農業だけでは暮らしが立たず、「出稼ぎ」をする人が多い。このような地域では、出稼ぎのない時期は県内で農業などに従事しているが、そうした仕事のない冬の時期は世帯主が出稼ぎに出ていないという家庭生活が多く見られることになる。健康長寿を支える社会的条件から見た時、そうした社会は「不安」要因を抱え、不利とみなさざるをえないであろう。福井県は同じ豪雪地帯であっても、このような出稼ぎを不可欠とはさせない２次、３次産業が県内に存在しているのである。

このような特質は、福井県の内部にだけ共通するものではなく、県域を越えて北陸地域においてひろく共通するものである。この地域は伝統的な小規模の地場産業と都市からのアクセスの近さが、相互に融合することで、まとまりのある形で、１つの農村型定住サラリーマン社会を作りだしている。そしてまた、それらが自然環境的にも豪雪でがっしりとした家屋構造が必要な、ハード面での大家族共住を促すような舞台背景とあいまって、現代の日本の中では、むしろ極めて特異なかたちで、三世代居住、近隣での親子の共住ということを「当たり前」とする慣習的世界を再生産させていると見ることができる。

このように福井県を含めた北陸地域は、健康長寿をめぐる状況を作り出す要因複合のあり方において、自然・環境・文化的な要因とともに外的世界とのつながり方という外生的要因においても、現代的な１つの健康長寿要因を優位に生み出す側面を有している。こうした状況に支えられて、現在、親世代として所得を稼ぎ出す者だけでなく、次世代の生き方も将来設計として組み込んだような、地域の生活者の生活の「かたち」が、浮かび上がってくる。すなわち、福井県の中に認められるものは、日常生活の中で親族間や家族間の交流が希薄になり、子ども世代において就業の不確実性と希少性から地域からの離脱を前提として生活の「かたち」を設計をしていくような社会とは大きく異なっている。このような社会と比較したとき、福井県の中での生活の「かたち」とそこでの健康長寿への処方には大きな差異が生まれてこよう。

自然環境としての地域間の差異だけでなく、それと相互作用的に地域社会の環境を形成することになる都市との近接性の中で、健康長寿の諸要因と地域的固有性が生み出され、現代の健康長寿地域単位を構成する。健康長寿現象を地域間の差異性と共通性の両面で考えて行くための１つの単位性であるといえよう。こうした健康長寿にかかわる、運命共同的ひろがりとしての「地域単位」

の中で、各行政の政治領域での運営のあり方が、「いいものか少しズレたものか」ということもはじめて正確につかむことができるだろう。

特に地方の農村において現代では、「都市との近接性」による地域の同質性はより重要性を高めている。高度経済成長以降、大都市に近い北陸と他の遠隔地域の間には大きな差異が生み出されていった。福井県に関しては明治以降、繊維産業が、大きな産業形成をなしたが、健康長寿の有力県になって行く際に大きな意味を持っていると考えられるものは、こうしたものよりも高度経済成長期に誘致された農村部の企業である可能性がある。

高度経済成長期、福井県では、崩壊する中山間農村地域という一般的な農村イメージとは裏腹に工場誘致が相次ぎ、豊かな兼業形態が確立していった。例えば、南越前町の南条の農村地域では、繊維産業の盛衰などはムラの生活に大きな影響を与えることなく、「自給的農村」が維持されたが、高度経済成長期における農村地域の産業構造の変容は村の生活に大きな影響を与えていったといわれる。この地域の出身である、前福井県立大学地域経済研究所長・中山義壽名誉教授によると、「昭和40年以前は、自動車を持っている人はほとんどなく、貧しい純農村。それが都会で30年ぐらい働いて帰ってみると、道路が四方にどんどんついて、皆車を2、3台抱えて、豊かな定住、農地つきサラリーマン社会になっていた」という。

福井県の住民の生活は農村地域においてもすでに非農業部門を組み込んだ現代化された地域社会の中に展開している。すでに見たように農村地域においても多くは都市域で恒常的な就業を得ている勤労者である。そして健康長寿の状況もそのような安定的な就業に支えられて、農地つきの家屋を持った人々に支えられた1つの「豊かな」社会に展開している。福井県の高い健康長寿を支える基盤の1つは、こうした「田舎」ではあるが、すでに現代化された社会の中での生活形態であるといえよう。

健康長寿という現象との関係では、生活環境の激変の中で、農村で「前近代的な」というような諸特徴が、かつては重圧として住民の生活を圧迫していたのが、今日では他地域と比較したとき、むしろ有利な条件となっているという逆説的な状況が見られる。農家女性の「労働」に関して見れば、前近代的な家事労働や農作業は大変重いものであったと考えられる。これが農村生活の生活・生産全般にわたる近代化を通して大きく軽減されるとともに、農家生活の2種兼業への転換は、必要労働の中の農業労働を軽減させるとともに、その作業白身も楽なものにしたと考えられる。

こうした条件に加えて拡大家族主義的な状況の維持されている福井県においては、子育てのような一義的に母親にのしかかる負担が大きく軽減される。戦前全国的にも低い水準にあり、戦後も伸び悩んだ女性の平均寿命が高度経済成長期に急速に改善され、全国でもトップクラスの水準に到達した背景にはこうした生活環境の変化があったと考えられる。また厚い就業機会に支えられて、男女共働きによる世帯単位での高い収入獲得の状況は、こうした条件のない出稼ぎ地帯の東北など比較すると極めて安定して豊かな生活条件を作り出している。

また、福井県においては、恒常的勤務先である工場や会社、官公庁などにおいても転職率、離職率は全国的にみて低い水準にあり、「働く場」でのストレスは、比較的少ない社会として知られている。福井の職場においては、競争よりも親和的な人間関係が特徴的であり、家族の事情などに合わせて、休みの日なども比較的容易に取ることができ、またそれを可能にする職場内の人間関係が形成されている。

こうした状況の中で次の世代を支える若年層の中にも、地元に生活し続けて将来もそこにすむという意識の萌芽が早い段階で形成される側面がある。将来の選択の段階でよりレベルの高い就職先を都会に求めるよりも、安定した生活の維持を前提として、最高に望む就職先に着かなくとも、親や家族、親族とともに生活して行くことを望む生活スタイルが若者の中にさえ存在する。そしてこうした価値意識は親の世代ではさらに強いものとして存在し、定住志向の安定社会が、健康長寿を支える福井県の生活スタイルとして再生産している。このように福井県の中で語られる健康長寿論もこうした現代化された地域生活のありようを前提として、その生活状況との連関の中で福井県における固有の健康長寿の特質を日本の内部の地域間比較、さらには世界との比較の中で取り出して行く事が必要であろう。

おわりに

福井県における健康長寿の意味内容を明瞭化するためには比較の資材が重要であり、より多層で多角的な比較の視点に立った地域論的な研究が必要である。そのために第Ⅰ部では、日本の健康長寿をめぐる新興長寿県、伝統長寿県、伝統短命県、転落短命県など地域差に視点を置いて、新興長寿県としての福井の特質を「こころ・からだ・しゃかい」との連関で明らかにしている。また同時に、健康長寿をめぐる、日本、福井の特質を世界との比較で取り出している。第Ⅱ部では、福井の長寿状況を支える視点として、「しゃかい」とりわけ「三世代近居」に焦点を当てて検討している。その際、本書は、深化した健康長寿研究の契機となる資材を得るべく、福井県内の6地域（嶺北地方：福井市、勝山市、池田町、南越前町、嶺南地方：敦賀市、小浜市）を調査対象とした質問紙調査の結果を詳細に検討・解説するものである。データの解析には、地域状況の条件に関する歴史的視角に加え、社会史的な視角も含まれている。また、そこに生きるヒトの実際に近づくよう、大規模なアンケート調査に加えて、ミクロなコミュニティ研究をその過程に組み込んでいる。その詳細については各章にゆずりたい。

第Ⅰ部

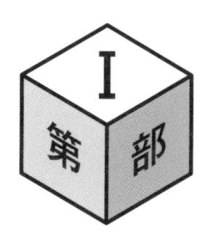

地域間比較の視座と「健康長寿」

こころ・からだ・しゃかい

第1章

健康長寿研究の概要

はじめに

福井は小さな県ではあるが、多くのユニークな特徴を持っている。例えば、女性の就労率は全国トップレベルであり、共働き率も全国第1位となっている。一方で、合計特殊出生率（一生の間に女性が産む子どもの数）も、近年は全国5位前後で推移してきている。女性の就労と、出産・子育てが両立されているという点で、全国から福井モデルとして注目されている。

福井県立大学健康長寿研究会では、福井の地域特性と健康長寿の関係を調べる目的でアンケート調査を継続的に実施してきている。まず、平成19年から24年にかけて実施したアンケート調査の目的と概要について説明し、次に、アンケート調査を実施した福井県内の6市町と福井県外の9市町の概要について解説したい。その上で、暮らしの形が地域によってどのように異なっているか、それが健康長寿にどのような影響しているかを概観していきたい。私たちの研究プロジェクトは、健康長寿という切り口から福井を全体的に把握しようという試みでもある。

アンケートの目的について説明したい。平成12年の国勢調査により、福井県は男女ともに日本で2番目に長寿であることが明らかになった。その結果を受け、なぜ、福井が長寿県なのかを調べる目的で、福井県立大学の多くの教員が参加する総合的なプロジェクトとして、本研究はスタートを切った。その5年後、平成17年の調査では、少し順位が下がり、男性が第4位、女性は11位になったが、福井が相対的に長寿県であることに変わりはない。

経済企画庁が1992年から1999年にかけて発表していた「新国民生活指標」で、福井は5年連続で全国第1位に輝いている。この指標は、経済的な指標だけではとらえ切れない生活面での豊かさを多角的に評価するために、「住む」、「費やす」、「働く」、「育てる」、「癒す」、「学ぶ」、「遊ぶ」、「交わる」という8領域から、各種の統計データをピックアップし、合成する形で算出されていた。類似した指標を用いて、東洋経済という雑誌社が、全国の市を順位付けして発表している。2012年には、ベスト20に坂井市（3位）、福井市（11位）、敦賀市（17位）が入っており、こうした指標から見ても、福井は住みやすい県であると言えるだろう。

健康長寿を生み出す要因として、自然環境や食べ物・食文化を見逃すことはできない。福井は、自然環境が豊かで、食材に恵まれ、健康的な食文化を育んできたから、長寿なのではないかと考えることができる。しかしながら、福井は伝統的な長寿県ではなく、昭和20年代、30年代あたりまでは、全国的に見て平均寿命の短い県であった。それが次第に平均寿命の長い県になってきていることを勘案すると、自然環境や、福井の伝統的な食文化（例えば、へしこの栄養成分）によって、健康長寿を説明することには限界があるように思われる。より複合的な要因から、健康長寿にアプローチすることが要請されるのである。

食べ物や調理法などを含む食習慣、運動、睡眠などの生活習慣が、健康長寿に大きく関わっていることは予想に難くない。しかしながら、それ以外にも多様な要因が関係していると推測される。例えば、精神的なストレスも考慮すべき重要な要因の1つである。こころの健康とからだの健康は密接に関連し合っている。こころの健康を維持するためには、様々な社会的な要因、例えば、家族や地域との関係が良好であること、人間関係のネットワークに包摂されており社会的に孤立していないこと、なども重要である。つまり、こころとからだの健康に直接、間接に影響することが予想される社会的な要因についても注目する必要がある。

近年、社会科学の領域で、ソーシャルキャピタル（社会関係資本）の考え方が注目を集めている。ソーシャルキャピタルの定義は一様ではなく、論者によって強調されるポイントは異なるが、ロバート・パットナムによる代表的な定義である「協調行動を容易にすることにより社会の効率を改善しうる信頼、規範、ネットワークなどの社会的仕組みの特徴」[Putnam 1993] に見られるように、信頼、互酬性などの規範、個人や企業などの間の具体的なネットワークによって定義されることが多い。パットナムは社会関係資本が豊かであることのメリットとして、① 市民による集合的問題の解決を容易にすること、② コミュニティの円滑油となること、③ 寛容で他者の不幸に共感的な性格特性の形成・維持につながること、④ 目標達成を促進するのに有用な情報の流れるパイプ

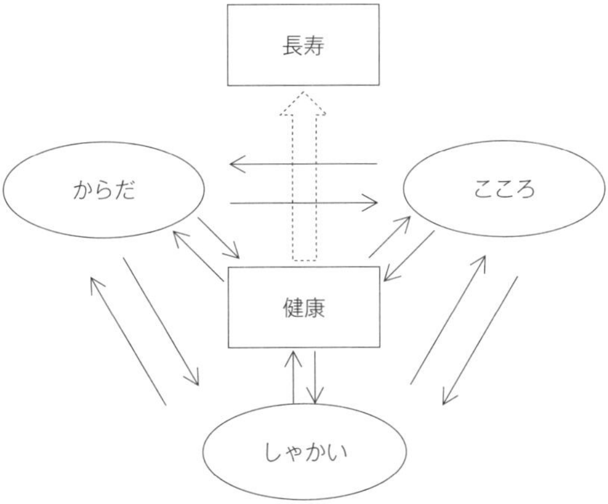

図1-1　健康長寿のトライアングルモデル

（出所）筆者作成。

として機能すること、をあげている［Putnam 2000］。健康との関係に関しては、Kawachi等の研究があり［Kawachi et al. 2007］、社会的なつながりが豊富で、互いに信頼し合って暮らしていると、直接、間接に「こころ」や「からだ」の健康にプラスに作用すると考えられるようになってきている。福井県立大学の調査プロジェクトでは、「こころ」、「からだ」、「しゃかい」の３要因が結びつき、健康で長生きできる条件が整うという仮説（健康長寿のトライアングルモデル）を立て、調査をスタートさせた（**図1-1**）。

次に、健康長寿に関係のありそうな福井の地域特性について概観する。福井は非常に定住性の高い県で、人口転出率、人口転入率ともに全国で４番目に低くなっている。三世代同居率も日本で２番目に高く、世帯ベースで見ると２割程度に達し、一般世帯の平均人員数も全国で２番目の多さである。持ち家比率は第３位で、持ち家住宅の延べ面積は第２位となっている。家族の人数が多く、その入れ物として大きな家があるのも福井の特徴と言える。女性の就労率が高く、共働き率も高いといった特徴もあり、三世代同居率も高いことから、一世帯に３人以上の働き手がいるケースも珍しくない。兼業農家率も高く、米や野菜程度は自給しているケースも多い。したがって、世帯当たりの実収入や貯蓄残高なども日本でトップクラスとなっている。経済的な意味でも、福井は豊かな県だと言えそうである。合計特殊出生率も高く、子どもを産んで育てているという特徴もある。高齢者から見れば、孫が身近にいてくれる環境は、生きがいを感じやすく、健康長寿に結びついていると考えられる。これらの特徴は、社会の安定性に関連のある要因として捉えることができ、社会的な安定性の高さが、健康長寿に結びついていることが予想される。アンケート調査では、福井の地域特性を勘案して、質問項目をアレンジしている。

1　アンケート調査の概要

(1) 質問項目

「からだ」の健康に関する項目としては、身長や体重をたずねて、そこから体格指数（Body Mass Index、以下BMI）を算出している。自分の健康度に関する主観的な評価を、「非常に健康」から「全く健康でない」の５段階で尋ねている。実際の体の健康状態と主観的な評価とは、かなり適切に対応していることが知られている。健康を維持する上で重要であると考えられる習慣については、日常的な運動習慣（「ほどんどしていない」から「かなりしている」の４段階）、ブレスローの７つの健康習慣（**表1-1**）などを尋ねている）。食生活に対する意識についてもたず

表1-1　ブレスローの7つの健康習慣

あなたは以下の健康習慣を実践していますか？

適正体重を維持している	はい	いいえ
朝食を毎日食べる	はい	いいえ
間食をしない	はい	いいえ
過度の飲酒をしない	はい	いいえ
定期的に運動·スポーツをしている	はい	いいえ
タバコは吸わない	はい	いいえ
睡眠時間は7～8時間とっている	はい	いいえ

（注）以下の集計では、「はい」に1点、「いいえ」に0点を与え合計したもの（7点満点）を用いる。
（出所）筆者作成。

表1-2　食生活に対する意識

あなたの現在の食事状況についてお尋ねします

食べ過ぎないようにしていますか？	はい	いいえ
栄養が偏らないようにしていますか？	はい	いいえ
カロリーや脂肪分を控えていますか？	はい	いいえ
野菜を多くとっていますか？	はい	いいえ

（注）以下の集計では、「はい」に1点、「いいえ」に0点を与え合計したもの（4点満点）を用いる。
（出所）筆者作成。

表1-3　人間関係のネットワークに関する質問項目

◇地域行事への参加頻度 あなたは地域の行事(お祭りやイベント)にどれくらい参加していますか?	
1. 必ず参加している	2. ほとんどに参加している
3. あまり参加していない	4. まったく参加していない
◇近所つき合いの程度 あなたは、ご近所の方とどの程度お付き合いをされていますか?	
1. 相談事をするぐらい親しくしている	2. よく世間話をする
3. たまに立ち話をする	4. あいさつをするだけ
5. ほとんど付き合っていない	

（出所）筆者作成。

ねている（表1-2）。

「こころ」の健康に関しては、GHQ-12という精神的な健康度を測定するための指標を使って計測している。GHQ-12は、12の質問項目に自分がどれだけ当てはまっているかによって測定され（12点満点）、精神的に不安定なほど高得点となる。一般に、３点以下であれば精神的に健康、４点以上であれば不健康を判断される。

「しゃかい」に関係する要因としては、各種の満足度（生活全般、家計・収入、家族や友人・知人、地域の人たちとの人間関係、仕事など）や個人的なことでも気がねなく話すことができる人の数やその人との関係、誰と一緒に夕ごはんを食べているかといった項目を尋ねている。地域行事への参加頻度、近所づき合いの程度といった人間関係のネットワークに関する項目についても尋ねている（表1-3）。他に、信仰や居住形態、家族形態、余暇活動など、「からだ」と「こころ」の健康に関連しそうな項目を多面的に尋ねている。

(2) 社会関係資本と健康長寿

これらの項目の関連性についてまとめたものが表1-4である。データとして用いたのは、福井県外の９地域（後述）と福井県南越前町の合計10地域である。BMIとの相関に関してのみ、BMIの数値が18.5未満の「やせ」に分類されるものを除外してある。５％水準で有意な相関を示すセルは薄い網掛けが、１％水準で有意な相関を示すセルには濃い網掛けがしてある。主観的な健康状態の行を見ると、健康に関する自己評価の高い人はBMIの値が低く、健康習慣が優秀で、日常的によく体を動かしおり、精神的な健康度も高いことが分かる。一緒に夕食を食べる家族も多く、地域の行事への参加頻度も高い。次に、社会的な

表1-4　健康状態、生活習慣、精神的健康度、社会関係資本の相関関係

		主観的健康状態	BMI	7つの健康習慣	4つの食習慣	日常的運動習慣	GHQ-12	気がねなく話せる家族・親戚の数	一緒に夕食をとる家族の数	地域行事への参加頻度	近所付き合いの程度
主観的な健康状態	相関係数		0.084	−0.088	0.000	−0.091	0.201	0.004	−0.080	0.059	−0.038
	有意確率		0.001	0.000	0.985	0.000	0.000	0.856	0.001	0.011	0.109
	度数		1,682	1,725	1,767	1,710	1,710	1,714	1,826	1,818	1,811
BMI	相関係数	0.084		−0.240	−0.111	−0.117	0.013	−0.013	0.054	−0.038	−0.002
	有意確率	0.001		0.000	0.000	0.000	0.592	0.598	0.028	0.118	0.929
	度数	1,682		1,598	1,632	1,691	1,584	1,591	1,684	1,678	1,673
7つの健康習慣	相関係数	−0.088	−0.240		0.281	0.193	−0.203	0.120	0.023	−0.092	−0.173
	有意確率	0.000	0.000		0.000	0.000	0.000	0.000	0.337	0.000	0.000
	度数	1,725	1,598		1,704	1,733	1,629	1,621	1,727	1,721	1,718
4つの食習慣	相関係数	0.000	−0.111	0.281		0.187	−0.179	0.171	0.003	−0.126	−0.200
	有意確率	0.985	0.000	0.000		0.000	0.000	0.000	0.902	0.000	0.000
	度数	1,767	1,632	1,704		1,776	1,667	1,665	1,770	1,763	1,758
日常的に体を動かそうとしているか	相関係数	−0.091	−0.117	0.193	0.187		−0.137	0.101	−0.020	−0.102	−0.182
	有意確率	0.000	0.000	0.000	0.000		0.000	0.000	0.402	0.000	0.000
	度数	1,932	1,691	1,733	1,776		1,719	1,723	1,835	1,829	1,823
GHQ-12	相関係数	0.201	0.013	−0.203	−0.179	−0.137		−0.186	−0.016	0.144	0.218
	有意確率	0.000	0.592	0.000	0.000	0.000		0.000	0.501	0.000	0.000
	度数	1,710	1,584	1,629	1,667	1,719		1,630	1,712	1,719	1,715
気がねなく話せる家族・親戚の数	相関係数	0.004	−0.013	0.120	0.171	0.101	−0.186		0.154	−0.137	−0.202
	有意確率	0.856	0.598	0.000	0.000	0.000	0.000		0.000	0.000	0.000
	度数	1,714	1,591	1,621	1,665	1,723	1,630		1,719	1,720	1,713
一緒に夕食をとる家族の数	相関係数	−0.080	0.054	0.023	0.003	−0.020	−0.016	0.154		−0.158	−0.096
	有意確率	0.001	0.028	0.337	0.902	0.402	0.501	0.000		0.000	0.000
	度数	1,826	1,684	1,727	1,770	1,835	1,712	1,719		1,821	1,814
地域行事への参加頻度	相関係数	0.059	−0.038	−0.092	−0.126	−0.102	0.144	−0.137	−0.158		0.427
	有意確率	0.011	0.118	0.000	0.000	0.000	0.000	0.000	0.000		0.000
	度数	1,818	1,678	1,721	1,763	1,829	1,719	1,720	1,821		1,827
近所付き合いの程度	相関係数	−0.038	−0.002	−0.173	−0.200	−0.182	0.218	−0.202	−0.096	0.427	
	有意確率	0.109	0.929	0.000	0.000	0.000	0.000	0.000	0.000	0.000	
	度数	1,811	1,673	1,718	1,758	1,823	1,715	1,713	1,814	1,827	

（出所）筆者作成。

要因について見ると、地域行事への参加頻度の高いものは、ほとんどの要因とよい関係を強め合う状況にあることが確認できる。地域のお祭りやイベントに積極的に参加しているものは、健康度の自己評価が高く、優良な健康習慣と食に対する意識を持っており、日常的によく運動もしており、精神的にも健康である。気がねなく話せる家族や一緒に夕食を食べる家族も多い。近所づき合いの程度も高い。近所付き合いの程度の高いものに関しても、健康習慣、食に対する意識が優良で、日常的に運動をしており、精神的にも健康である。気がねなく話せる家族や一緒に夕食を食べる家族も多く、地域行事へも積極的に参加している傾向が確認できる。

社会関係資本が豊かな個人（地域とつながりを持ち、よく近所づき合いをしている人）は、精神的な健康度が高くなっている。精神的な健康度がアップするとストレスが溜まりにくく、身体の健康にもプラスに作用すると考えられる。近隣や地

域との結びつきが強く、家族関係が良好な人ほど、健康習慣や食習慣において自らを律することができており、それが持続できているという傾向が見られる。社会から孤立し、家族との関係が疎遠になると、望ましい習慣を形成・維持していくことが困難になると考えられる。集団や社会の中に自分のポジションがあり、社会関係に包摂されている個人は、規則正しく、ルールを守って暮らしていくことが容易になる。それに対して、社会関係から切り離され、孤独な生活を余儀なくされると、規則正しい生活を維持することは困難になりやすい。

現在、「介護予防事業」（介護が必要な状態になる可能性のある65歳以上の人が、できる限り介護状態にならずに地域で生活できるよう地域における知識普及など様々なサービスを提供する事業）の一環として、元気な高齢者を対象として「１次予防事業」が行われている。「１次予防事業」には、介護予防普及啓発事業、地域介護予防活動支援事業、１次予防事業評価事業の３つが含まれる。この内、介護予防普及啓発事業として、「すこやかシニア体操」、「お達者元気教室」などの名称で、介護予防リーダー（市民ボランティア）、理学療法士 などの指導のもとに、簡単なリズム体操、軽体操、筋力アップや転倒予防の運動教室、ストレッチ、イスに座ってできるエクササイズ、ストレッチ、ダンベルなどを用いた筋力アップを目的とした介護予防のための運動などが実施されている。また、地域介護予防活動支援事業としては、介護予防に関するボランティア等の人材を育成するための研修会等が開催されている。高齢者がこうした運動教室や研修会の情報を入手した場合、興味、関心があったとしても、他の参加者が面識のない人たちばかりだとすると、どうしても敷居が高く感じられ、二の足を踏むことになりかねない。これに対して、地域の顔なじみから口コミで情報が伝達されたり、参加を誘われたりした場合、参加への心理的なバリアーは随分と緩和されることが予想される。また、参加者同士の人間関係が良好な場合、運動習慣やボランティア活動を持続することも容易になるであろう。

健康に関する自己評価、生活習慣、精神的な健康度、と、ソーシャルキャピタル（家族や近隣、地域における人間関係のネットワーク）とは相互に密接に関連し、プラスの影響を及ぼし合っていることが確認できる。マイナスの影響関係は、一緒に御飯を食べる家族の数と肥満傾向の間に確認できるだけであり、全体としては、これらの要素がプラスの作用を及ぼしあうことによって、健康長寿を促進するスパイラルを創り出していることが見て取れる。

2 調査対象地域の概要

(1) 福井県内の調査対象地域

次に、調査対象地域の概要を見ていく。平成19年から20年にかけて福井県内の６市町、福井市、勝山市、敦賀市、小浜市、南越前町、池田町でアンケート調査を実施した。ただし、この６市町の全域を対象に調査を行ったわけではなく、各市町から特徴的な小学校区をピックアップする形で実施した。それぞれの小学校区から20歳以上の一般住民500人を無作為抽出し、郵送法による自記式のアンケート調査を実施した。勝山市だけは例外で、委託調査法で実施している。有効回収率は、すべての市町で40％以上、小浜市では５割を越えている（表1-5）。

調査対象地はあくまで小学校区であり、データは６市町そのものを代表しているわけではない。地域特性を勘案して、昔からの中心市街地、中山間地、新興住宅地、平野部の農村といった特徴の明確な校区を選出している。

福井は地理的にもそれほど大きくはないが、いろいろな地域差が見られる。現在でも嶺北、嶺南という言い方をするが、律令制時代の地域区分（旧国）で言えば、嶺北が越前に嶺南が若狭にほぼ対応する形となっており、別々の国であった。越前の国は大国で、紫式部の父が国司として、国府のあった武生に赴任している。若狭は、現在でも、小浜と京都を結ぶ鯖街道と呼ばれるルートが残っているが、昔から都との往来が盛んで、歴史的・文化的・経済的に畿内（近畿圏）との結びつきが強かった地域である。明治時代になると、廃藩置県が行われるが、現在の福井県の形におさまるまでには紆余曲折があった。嶺南と嶺

表1-5　福井県内のアンケート調査の概要

市町名	調査対象学区（地域）名	学区（地域）人口	配布数	調査方法	有効回答数	回収率
福井市	春山小学校区	5,882	500	郵送法	213	42.6%
勝山市	野向小学校区	834	710	委託調査法	490	69.0%
敦賀市	旧松原小学校区	13,497	500	郵送法	211	42.2%
小浜市	小浜小学校区 ＋雲浜小学校区	9,724	500	郵送法	265	53.0%
池田町	池田町	3,237	500	郵送法	232	46.4%
南越前町	南条小学校区	5,882	500	郵送法	228	45.6%

（出所）筆者作成。

表1-6　市町の人口特性

	人口 2009	順位	人口転入率 2009	順位	人口転出率 2009	順位	65歳以上人口の割合 2005	順位	15歳未満人口の割合 2005	順位	平均寿命（男性）2005	順位	平均寿命（女性）2005	順位
福井県	821,592		1.24		1.49		24.8		14.7		79.5		86.3	
福井市	269,144	1	2.43	7	3.21	6	21.3	14	14.3	9	79.7	5	86.6	1
勝山市	26,961	9	1.52	15	2.3	17	28.1	4	12.9	15	79.8	3	86.6	1
敦賀市	68,402	4	2.84	2	3.31	4	26	15	15	6	79.6	7	86.2	8
小浜市	37,182	7	2.72	3	3.14	7	20.6	7	20.6	7	78.7	16	85.9	14
南越前町	12,274	13	1.92	13	2.53	15	28.9	2	14.3	9	79.2	10	86.4	4
池田町	3,405	17	1.5	16	2.76	12	38.9	1	10.8	17	79.3	9	85.9	14

（注）順位は、福井県内17市町（9市8町）でのランク。
平均寿命は「厚生労働省：平成17年市区町村別生命表の概況」より転載。
その他の数値は、総務省統計局の「統計で見る都道府県のすがた2011」、「統計でみる市区町村のすがた」から算出。
（出所）筆者作成。

表1-7　市町の世帯特性

	核家族世帯の割合 2005	順位	単独世帯の割合 2005	順位	高齢核家族世帯の割合 2005	順位	高齢夫婦世帯の割合 2005	順位	高齢単身世帯の割合 2005	順位
福井県	52		22.3		16.4		8.9		6.7	
福井市	52.5	4	25.6	4	15.4	12	8.6	12	6.7	13
勝山市	46.8	13	17	11	20	5	11.7	3	8.1	5
敦賀市	60.1	1	26.4	3	17.5	11	10.3	7	8	6
小浜市	52.2	6	24.6	6	20.1	4	10.7	4	8.9	3
南越前町	47.1	12	15.3	15	21.7	2	12.2	2	9.6	2
池田町	47.6	10	15.7	14	31.6	1	22.2	1	12.5	1

（注）順位は、福井県内17市町（9市8町）でのランク。
一般世帯に対する割合。
数値は、総務省統計局の「統計で見る都道府県のすがた2011」、「統計でみる市区町村のすがた」から算出。
（出所）筆者作成。

北は歴史的・文化的に大きく異なる地域なので、まず、福井県と敦賀県という形で、別々の県としてスタートすることになる。その後も、嶺北は現在の石川県と富山県と一緒になったり、嶺南は現在の滋賀県と一緒になったり、と複雑な過程を経て現在の福井県の形に落ち着くことになる。こうした経緯からも明らかなように、嶺南と嶺北の間には、歴史的に見ても、気候・風土、伝統・文化から見ても、コントラストが存在している。

次に、今回調査した6市町に関するデータを紹介する（**表1-6、1-7**）。福井は人口移動の少ない県であり、人口転入率が1.24、人口転出率が1.49と、どちらも全国で４番目に低い。これは県境をまたいでの人口移動である。これに対して、市町をまたいでの移動について見ると、すべて1.24、1.49よりも大きな数字となっている。福井の特徴として定住性の高さを挙げたが、これは県境を越えての移動に関するデータで、県内の市町間では、それに比べると活発に人口移動が行われている。嶺南と嶺北を比較した場合、敦賀市や小浜市は、近畿圏とつながりが深い関係で、他の地域よりも人口移動が活発である。それに対して勝山市や池田町や南越前町などでは、あまり人口移動が見られない。

65歳以上の高齢者が人口に占める割合を見ると、池田町が県内で一番高くなっている。次に、割合が高いのは南越前町である。一方、15歳未満のものが占める割合をみると、池田町は17位と最下位になっているが、南越前町は９位と中間あたりの順位で、子どもの割合は県内の平均値に近い。家族形態について見ると、核家族の割合は、近畿圏に近く、新興住宅地等が数多く見られる敦賀市で高くなっており、福井市や小浜市といった市部で高くなっている。単独世帯の割合も市部で高くなっている。高齢核家族（65歳以上のものがいる核家族）や高齢の夫婦世帯、高齢の単身世帯の割合は、高齢化率の高い池田町や南越前町で高くなっている。

次に、調査を実施した小学校区について説明する。福井市では、春山小学校区で調査を実施した。裁判所や春山の合同庁舎がある地域で、昔からの市街地で高齢化が進み、人口も減少傾向にある地域である。勝山市の野向小学校区は非常に小さな校区で、山村的な色合いが強いところである。敦賀市の旧松原小学校区は、新興住宅地が広がる地域である。小浜市では、昔からの中心市街地と新興住宅地の２カ所を選定している。池田町は人口が少ないため、小学校区ではなく町全体を実施対象にしている。中山間地といわれる地域である。南越前町では、南条小学校区を実施対象としている。福井は全国でもっとも兼業農家率が高く、サラリーマンをしながら、農業も営んでいる世帯がめずらしくない。その福井の兼業農家率とほぼ同程度の兼業農家率の地域であり、平野部の農村という特徴がある。

(2) 福井県外の調査対象地域

福井県外の調査対象地域の概要を見ていく。平成21年から24年にかけて福井との比較のために県外の９市町、青森県板柳町、富山県富山市、石川県小松市、沖縄県与那原町、長野県中野市、滋賀県守山市、高知県香美市、神奈川県平塚市、

表1-8　福井県外のアンケート調査の概要

県名	市町名	調査対象学区（地域）名	学区（地域）人口	実施年月	有効回答数	回収率
青森県	板柳町	板柳町	15,815	平成21年3月	156	31.2%
富山県	富山市	水橋中部小学校区 ＋水橋西部小学校区	8,798	平成21年3月	212	42.4%
石川県	小松市	第1小学校区 ＋安宅小学校区	17,572	平成21年3月	184	36.8%
沖縄県	与那原町	与那原町	15,343	平成21年3月	127	25.4%
長野県	中野市	中野市	45,638	平成21年3月	215	43.0%
滋賀県	守山市	吉見小学校区	15,906	平成22年5月	200	40.0%
高知県	香美市	山田小学校区	7,833	平成23年4月	171	34.2%
神奈川県	平塚市	崇善小学校区	14,346	平成24年2月	166	33.2%
長崎県	壱岐市	芦辺中学校区	7,908	平成24年2月	201	40.2%

（出所）筆者作成。

長崎県壱岐市でアンケート調査を実施した。その際に、原則として、福井県内での調査と同様に、各市町から特徴的な小学校区をピックアップする形で調査対象地域を選定した。それぞれの小学校区（地域）から20歳以上の一般住民500人を無作為抽出し、郵送法による自記式のアンケート調査を実施した。調査対象学区（地域）の人口、アンケート調査の実施年月、有効回答数、回収率をまとめたものが、**表1-8**である。

調査対象地域の健康長寿との関係としては、青森県は伝統短命県（短命―短命）、沖縄県、長野県は伝統長寿県（長寿―長寿）、福井県、富山県、石川県、滋賀県、神奈川県が新興長寿県（短命―長寿）、高知県、長崎県が短命転落県（長寿―短命）として、それぞれ位置づけられる。新興長寿県の内、福井、富山、石川の３県は人口移動の少ない地域であり、滋賀、神奈川は人口流入地域であるという特徴を備えている。

3　地域特性と健康長寿

(1)　生活満足度と精神的な健康

10地域のデータを用いて、健康長寿と地域特性の関係を概観していきたい。

アンケートでは、11項目の生活満足度について５段階（仕事の満足度のみ４段階）で尋ねている。各種の生活満足度と精神的な健康度（GHQ-12）の関係をまとめたものが**表1-9**である。11項目すべてと0.3前後の比較的大きな相関が確認され、いずれも１％水準で有意となっている。家族や友人・知人、地域住民との関係

表1-9　各種の生活満足度とGHQ-12の関係

満足度	GHQ-12との相関係数
生活全般	0.422
家計·収入	0.319
家族との関係	0.366
友人·知人との関係	0.316
地域の人間関係	0.317
地域の生活環境	0.300
自分の健康	0.336
家族の健康	0.340
余暇時間	0.302
家事分担	0.286
仕事	0.339

（注）spearmanの順位相関係数。
すべての項目で1%水準で有意。
（出所）筆者作成。

が良好であることが、精神的な健康を維持する上で、重要な要素であることが理解できる。

(2) 地域特性と地域行事への参加頻度、近所付き合いの程度、地域の人間関係の満足度

以下では、地域特性の中から、特に、地域行事への参加頻度、近所付き合いの程度に注目し、地域の人間関係の満足度や精神的な健康度との関係について考察して行きたい。地域行事への参加頻度や近隣交際の程度は地域によって、かなり異なっている。

地域行事への参加頻度（図1-2）についてみると、福井県の南越前町と長崎県の壱岐市で参加頻度が高くなっている。それぞれ、定住性の高い平野部の農村的な集落、離島といった地域特性を反映していると考えられる。参加頻度が低いのは、神奈川県の平塚市、滋賀県の守山市、高知県の香美市、沖縄県の与那原町であるが、平塚市、守山市、与那原町の場合は人口移動の活発さ、香美市の場合は過疎化と高齢化率の高さといった地域特性を反映した結果であると推察できる。

近所付き合いの程度（図1-3）に関しても、地域行事への参加頻度と同様の傾向が見られ、南越前町（福井県）と壱岐市（長崎県）で付き合いの程度が高く、平塚市（神奈川県）、守山市（滋賀県）、香美市（高知県）、与那原町（沖縄県）で低くなっている。上述の地域特性が反映された結果であると考えられる。近所付

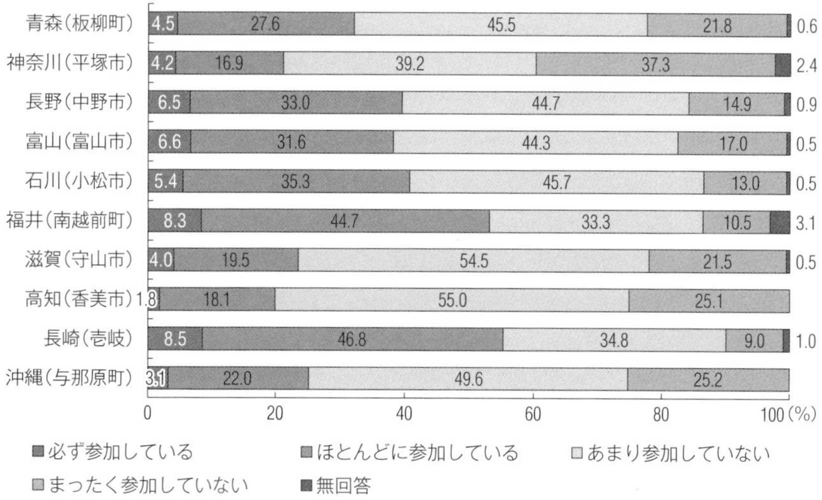

図1-2　地域行事への参加頻度

（出所）筆者作成。

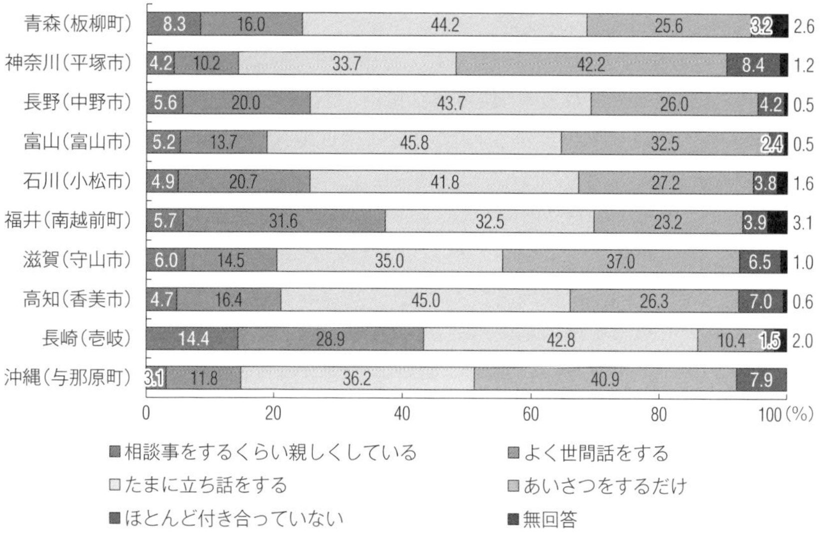

図1-3　近所付き合いの程度

（出所）筆者作成。

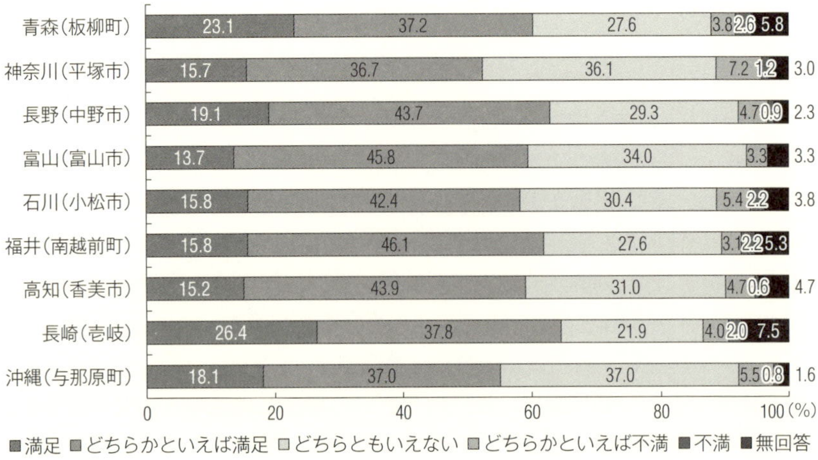

図1-4　地域の人間関係の満足度

（出所）筆者作成。

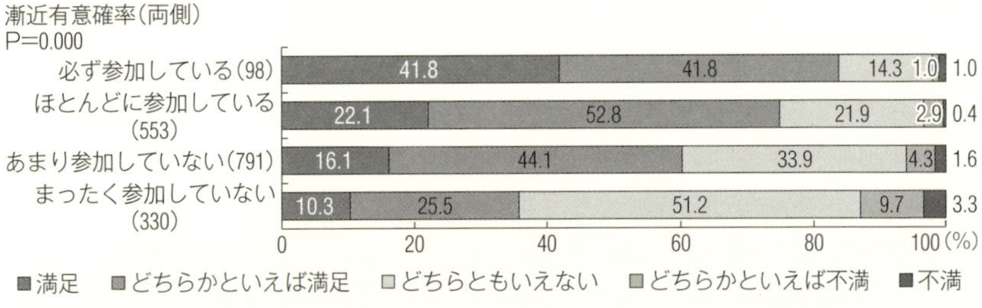

図1-5　地域行事への参加頻度と地域の人間関係の満足度の関係

（出所）筆者作成。

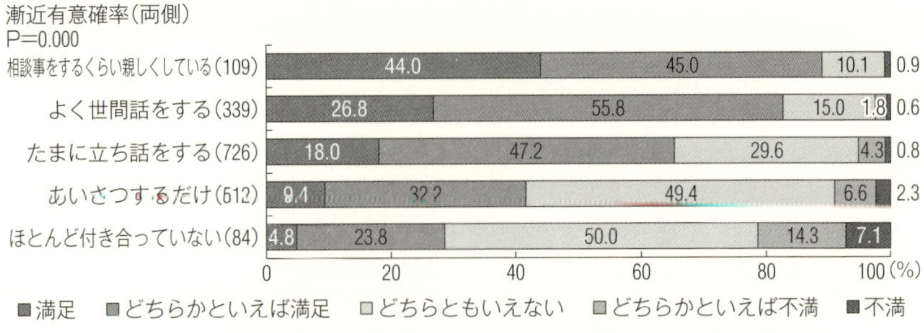

図1-6　近所付き合いの程度と地域の人間関係の満足度の関係

（出所）筆者作成。

き合いの程度に関しては、富山市も低い値になっているが、県庁所在地の周辺の学区を選定しているので、都市的なライフスタイルが影響している可能性が考えられる。

地域の人間関係の満足度（図1-4）に関して、「満足」、「どちらかといえば満足」の割合を足し合わせたものを比較すると、南越前町、中野市、壱岐市が60％を越える。南越前町、壱岐市は、地域行事への参加頻度と近所付き合いの程度がともに高い地域である。60％を５ポイント近く下回るのは、平塚市と与那原町であり、近所付き合いの程度が突出して低い地域である。地域の人間関係の満足度は、地域行事への参加頻度、近所付き合いの程度を反映していると考えられる。

（3）地域行事への参加頻度、近所付き合いの程度と地域の人間関係の満足度

地域行事への参加頻度、近所付き合いの程度と地域の人間関係の満足度を確かめたものが、図1-5、図1-6である。地域行事への参加頻度や近所付き合いの程度が高いものほど、地域の人間関係に「満足」、「どちらかといえば満足」と回答しているものの割合が高く、逆に、地域行事への参加頻度や近所付き合いの程度が低いものほど、「どちらともいえない」と回答しているものの割合が高くなる傾向が確認できる。有意確率も0.01未満であり、こうした傾向は一般性を有するものであると考えられる。

（4）地域行事への参加頻度、近所付き合いの程度と精神的な健康度

地域行事への参加頻度、近所付き合いの程度と精神的な健康度（GHQ-12）との相関関係（spearmanの順位相関係数）を確かめたものが表1-10である。

相関係数の値そのものは、0.144、0.218とそれほど大きくはないが、１％水準で有意な関係であり、良好な人間関係に包摂されて地域生活を営んでいるものほど精神的な健康度が高いという傾向は、一般性を有するものであると考えられる。

表1-10　精神的な健康度と地域行事への参加頻度、近所付き合いの程度の相関関係

		地域行事への参加頻度	近所付き合いの程度
GHQ-12	相関係数	0.144	0.218
	有意確率(両側)	0.000	0.000
	度数	1719	1715

（出所）筆者作成。

表1-11　精神的な健康度と地域行事への参加頻度、近所付き合いの程度の相関関係（男女別）

		地域行事への参加頻度		近所付き合いの程度	
		男性	女性	男性	女性
GHQ-12	相関係数	0.176	0.116	0.229	0.216
	有意確率（両側）	0.000	0.000	0.000	0.000
	度数	742	963	742	960

（出所）筆者作成。

表1-12　精神的な健康度と地域行事への参加頻度、近所付き合いの程度の相関関係（年齢階級別）

		地域行事への参加頻度			近所付き合いの程度		
		20～39歳	40～59歳	60歳以上	20～39歳	40～59歳	60歳以上
GHQ-12	相関係数	0.065	0.123	0.140	0.168	0.176	0.114
	有意確率（両側）	0.227	0.003	0.000	0.002	0.000	0.002
	度数	343	584	769	343	584	766

（出所）筆者作成。

男女別、年齢階級別に相関関係を確かめたものが、**表1-11**、**表1-12**である。

男女とも地域行事への参加頻度、近所付き合いの程度が高いものほど、精神的な健康度が高いという傾向が確認でき、性別によって大きな違いがないことが分かる。

一方、年齢に関しては、20～39歳の若年層で、地域行事への参加頻度と精神的な健康度の間に有意な相関が確認されない。自治会（町内会）活動への参加頻度は、若年層で低く、中高年以降に増加していく傾向が見られる。仕事や子育てに軸足を置いた生活から、地域活動へのコミットメントの比重が高まって行くに連れて、地域とのつながりが精神的な健康度に与える影響が増大していくのではないかと考えられる。

おわりに

最後に、近所付き合いの程度と性別の関係について、地域特性という視点から分析しておきたい。

「これまで女は血縁･地縁に生き、男は社縁に居場所を持つものとされていた」のに対し、脱血縁･脱地縁、脱社縁の選択的な人間関係のネットワークを「女縁」

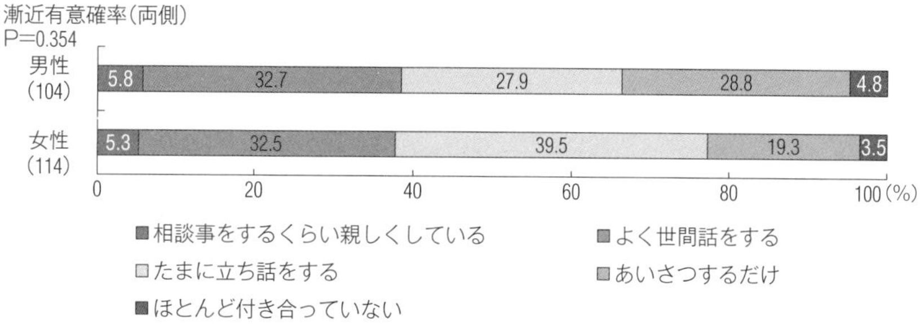

図1-7　性別と近所付き合いの程度の関係（南越前町）

（出所）筆者作成。

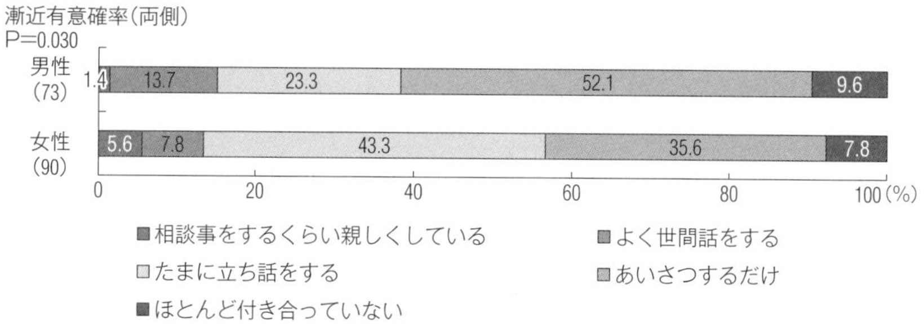

図1-8　性別と近所付き合いの程度の関係（平塚市）

（出所）筆者作成。

と名付けたのは、上野［1988］である。上野が「地縁」と呼ぶ居住地の近接性に由来する非選択的な人間関係のネットワークは、社会関係資本論では、結束（ボンディング）型のネットワークに分類される。いずれにせよ、企業戦士の夫と専業主婦の妻を前提とした戦後日本の社会システム（男性片働きモデル）において、男性は仕事中心の生活を強いられるため、地域活動や近隣交際の主要な担い手とはなり得ないということを、自明の前提としてこうした議論は組み立てられている。

地域別に、性別と近所付き合いの程度をクロス集計したところ、有意差が確認されたのは平塚市（神奈川県）だけであり、その他の地域では男女差は確認されなかった。男女差が見られない地域の例として南越前町（福井県）の、男女差が確認された地域として平塚市の集計結果を、それぞれグラフ化したものが図1-7、図1-8である。

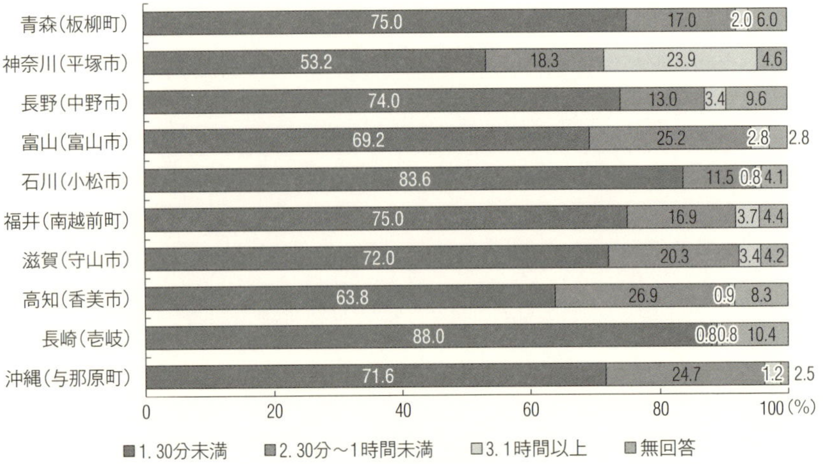

図1-9　通勤時間（片道）

（出所）筆者作成。

「相談事をするくらい親しくしている」と「よく世間話をする」を合わせると、南越前町では男女とも４割近くに達するのに対して、平塚市では男女とも２割を下回り、近所付き合いの程度そのものが、大きく異なっていることが分かる。南越前町では、有意な男女差が見られないのに対して、平塚市では「たまに立ち話をする」という回答が女性で４割を越えるのに対して、男性では２割強しか見られず､男性の過半数は「あいさつするだけ」という関係に留まっている。

平塚市は、健康長寿に関するアンケート調査の実施地域の中で、守山市と並んで人口移動の激しい地域であり、東京のベッドタウンとしての性格をもっているため通勤時間が突出して長く、通勤時間（片道）に１時間以上を要するものが４分の１近くに達する（図1-9）。

生まれ育った地域を離れ、移住先で新たに近隣関係を構築していく必要があるにも関わらず、正規雇用のサラリーマンの場合、長時間通勤のために、近所付き合いのための時間的なゆとりを捻出することがままならないといった暮らしぶりを思い浮かべることができる。東京圏のベッドタウンで働くサラリーマンに共通するライフスタイルであると推察され、そうした意味で、「女は血縁・地縁に生き、男は社縁に居場所を持つ」というパターンは、日本のマジョリティであり、平均であると見なすことができよう。しかしながら、人口流入が激しくなく、通勤にそれほど時間を要さない地域（地理的に見れば「地方」と呼ばれるそうした地域が日本の大半を占める）の住人のリアリティとは、かけ離れた姿であることも間違いない。健康長寿に関するアンケート調査の結果からは、これまで日本人のライフスタイルとして自明の前提とされてきたことがらに関して、都市的な地域特性を前提としたバイアスが掛かっている可能性が示唆される。地域特性と健康長寿の関係に関しても、地域間比較の観点から、実証的に詳細に分析していく必要があると言えよう。

第2章

豊かさのかたち
——こころの健康——

はじめに

この章では、主にこころの健康についての調査データを紹介し、それらと関係する精神医学、あるいは精神保健の話題や傾向に触れながらこころの豊かさについて考察する。各調査地域において対象者の平均年齢や年齢構成および男女構成には差があるためデータの解釈には注意が必要である。

1 「健康長寿を考えるアンケート」調査からみるこころの健康

こころの健康は、General Health Questionnaireの12項目版［福西 1990］(以下GHQ-12）を尺度として調べた。各質問に対してその程度を4つの回答から選んでもらい、それぞれ0－0－1－1点で集計するため最低は0点、最高は12点である。一般的には、3点以下が精神的に健康、4点以上は不健康と判断する。

図2-1に10県のGHQの平均得点を全体と男女別に示した。

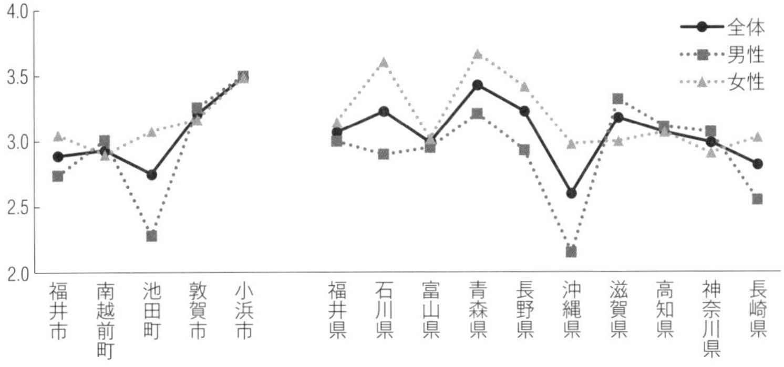

図2-1　GHQ-12平均得点 ——全体と男女別——

（出所）筆者作成。

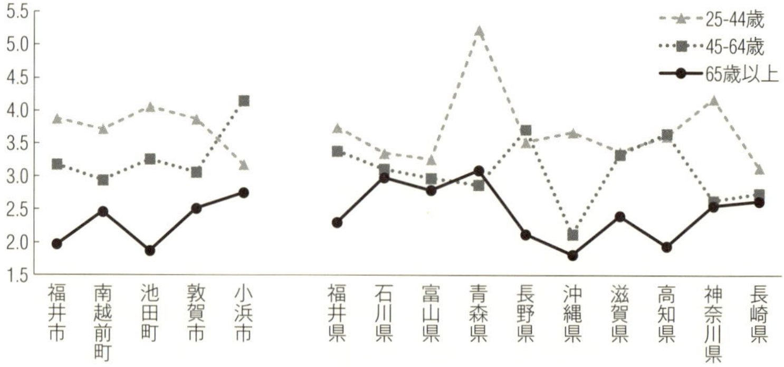

図2-2　GHQ-12平均得点 ――年齢層別――

（出所）筆者作成。

福井県内５地域の平均は3.07点であり精神的に健康といえよう。伝統短命県である青森県が悪く、伝統長寿県である沖縄県は良い。沖縄は「なんくるないさぁ」という気質が関係しているのかもしれない。そのほか、伝統的長寿県、新興長寿県、転落短命県とGHQ得点との関連には明らかな特徴はなかった。

男女別にみると女性のほうが概ね良いが、福井県、富山県、高知県では性差はほとんどない。滋賀県は男性のほうが悪く、青森県、石川県は女性のほうがかなり悪い。沖縄県は全体的に良く、男性がとくに良いという結果であった。長崎県の調査地域は壱岐市という離島であり沖縄の結果と似ていた。

福井県をみてみると、池田町が良く敦賀市と小浜市が悪い。男女別では、福井市は女性のほうが悪く南越前町では性差はなかった。池田町は男性が非常に良く、女性はやや悪いという結果であった。敦賀市と小浜市は男女とも同じように悪いが、一般的に女性のほうが得点が高く出ることをふまえると、両市の男性の精神的健康が良くないのかもしない。

25歳から44歳を壮年、45歳から64歳を中年、そして65歳以上を高齢者として年齢層別のGHQ平均得点を**図2-2**に示した。概ね若者が悪く高齢者が良かった。

福井県の高齢者は長野県や滋賀県と同程度に良いのに対して、中年層は青森県と高知県に次いで悪かった。また、壮年層も悪かった。北陸の石川県や富山県、そして長崎県は年齢層別の差はなかった。青森県は全体的に悪く壮年層は不健康の目安である４点を大きく超えていた。高齢者も悪く中年層は比較的良かった。沖縄県は全体的に良くとくに高齢者と中年層が良かった。これは、高齢者を大切にする土地柄が関係しているのではないかと推察する。

福井県をみてみると、福井市と池田町では高齢者は良いが壮年層と中年層はやや悪かった。とくに池田町の壮年層は得点が4点を超え精神的不健康の状態であった。池田町の高齢者はその土地に住み慣れ精神的に落ち着いている印象を受ける。しかし、池田町は農林業以外の産業が乏しい地域であることから、壮・中年層にとっては遠方への通勤を余儀なくされるなどストレスや不便を感じていることが考えられる。このことが精神的不健康につながっているのではないかと推察する。小浜市でも中年層が4点を超え悪い結果であった。小浜市は福井県内で過疎化、高齢化が急速に進んでいる市の1つであることから、それを支える年齢である中年層において精神的健康が良くないのかもしれない。

GHQ得点による精神的健康者と不健康者の比率を**図2-3**に示した。

県別では沖縄県で健康者の比率が70%と高率で、福井県では福井市と小浜市の不健康者の比率が40%前後と高率だった。

年齢層別にみると、壮年層で、青森県、高知県、神奈川県で不健康者が50%以上と高く、福井県内では福井市と池田町で55%前後と高率であった。中年層では、福井県と長野県に40%を超える不健康者が含まれ、福井県内では小浜市の不健康者が50%を超えていた。高齢者は全体的に精神的健康者が70%以上と多く、とくに長野県では80%を超えていた。福井県内ではとくに福井市や池田町の高齢者に精神的健康者が多かった。

この章のテーマであるこころの健康では、直接、寿命につながるものの1つとして自殺があげられる。調査の中には「死にたいと思ったことはありますか」という質問項目が含まれていた。「1．全くなかった」、「2．あまりなかった」、「3．あった」、「4．たびたびあった」が選択肢で、**図2-4**の一番下のグラフがそれを単純に得点とした各県の平均点である。どの県も1.25点から1.5点の間で高くはなかった。

一番上の線は各県のGHQ平均得点、真ん中の線は厚生労働省の人口動態統計による平成10年から平成23年までの各県の人口10万人あたり平均自殺率を示している。この時代は日本全体で自殺者数が急増した。「死にたい」とGHQ得点の単位は右側の目盛、自殺率は左側の目盛になっている。

例えば、青森県の自殺率は高いがGHQ得点も高く、「死にたい」の得点もやや高くなっている。自殺率が高い富山県や高知県も「死にたい」の得点がやや高い。これはGHQ得点よりむしろ自殺率の高低が関係していると考えられる。

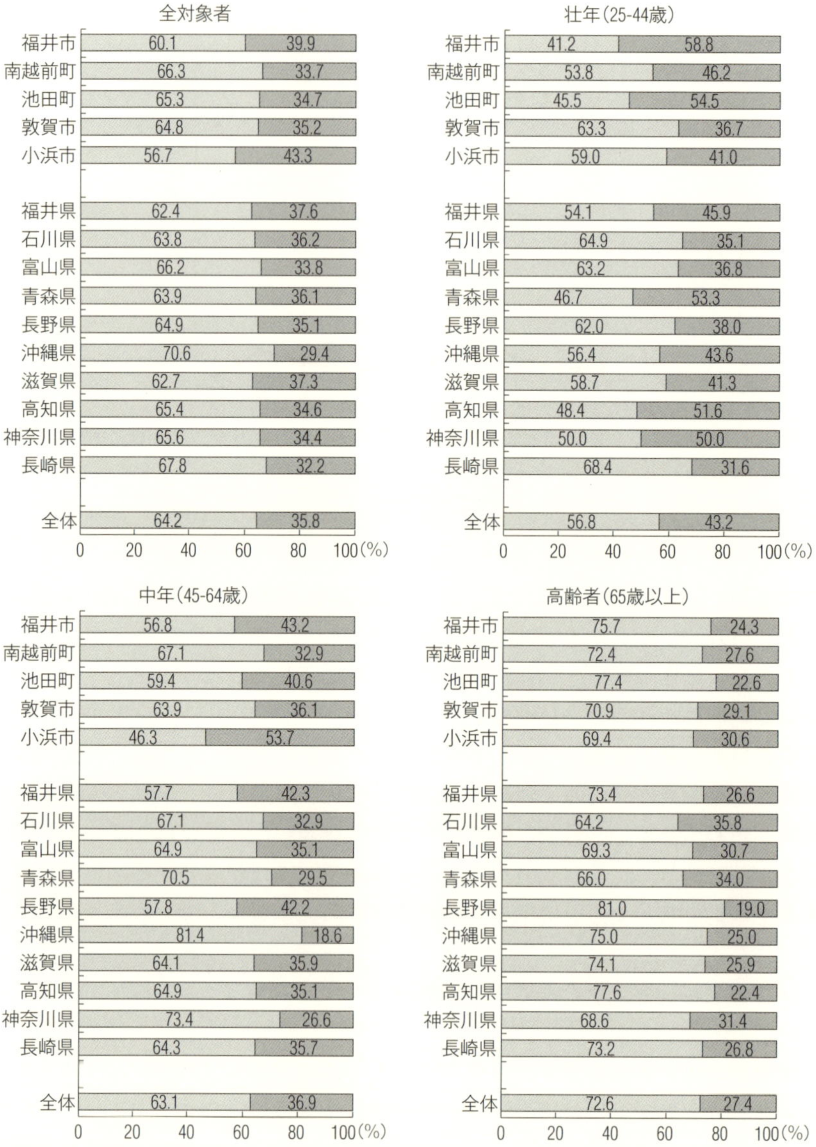

図2-3　GHQ-12得点による精神的健康者（GHQ≦3点；薄）と不健康者（GHQ≧4点；濃）の比率

（出所）筆者作成。

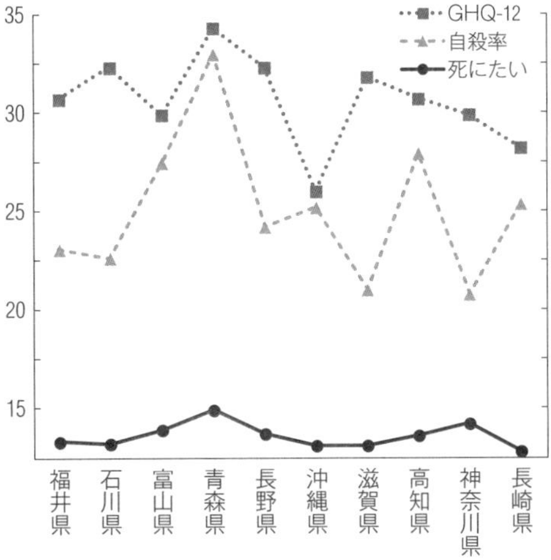

図2-4　「死にたいと思ったこと」とGHQ-12平均得点、自殺率

（出所）筆者作成。

沖縄県は、GHQ得点はかなり低いが、自殺率や「死にたい」はGHQほど極端に低くはない。ただ、全体的にはこの調査の「死にたい」の得点とGHQ得点および自殺率との間に一貫した関連性はみあたらなかった。

福井県をみてみると、「死にたい」の得点、自殺率ともに高くなかった。年代別の自殺者数を平成21年から平成23年まで合算したデータでは、福井県は40歳以上の自殺者が一番多く、次いで50代、60代の順であり、これらで自殺者の50％を占める。どの県も40～60歳代の自殺者が多い。沖縄県は特徴的で、60歳以上、特に70歳以上の自殺者数は少なく、30～50歳代が多い。高齢者を大切にする土地柄である一方、失業率が高いことが関係しているのかもしれない。

2　こころの健康とその関連要因

健康長寿というのは健康で長生きするという造語だが、WHO（世界保健機関）は健康を「身体的、精神的ならびに社会的に完全に良好な状態であり、単に病気や虚弱でないということではない」と定義している。つまり、からだが健康ということだけではなく、精神的、社会的、経済的、家庭的にも良い状態であることが健康ということになる。私たちの健康長寿調査でも、こころ、からだ、

表2-1　GHQ-12得点とそのほかの項目の相関（全10県）

	BMI	血圧	健康度自己評価	ブレスローの7つの健康習慣	平均睡眠時間	食生活に対する意識	日常的に体を動かそうとしているか	満足度（生活全般）	満足度（家計・収入）
GHQ12 相関係数	0.009	0.067	0.237	−0.215	−0.145	−0.186	−0.133	0.450	0.316
GHQ12 有意確率	0.695	0.005	0.000	0.000	0.000	0.000	0.000	0.000	0.000
GHQ12 N	1,731	1,712	1,710	1,629	1,708	1,667	1,719	1,698	1,689
	満足度（家族との関係）	満足度（友人・知人との関係）	満足度（地域の人間関係）	満足度（地域の生活環境）	満足度（自分の健康）	満足度（家族の健康）	満足度（余暇時間）	満足度（家事分担）	気がねなく話せる人の数
GHQ12 相関係数	0.394	0.355	0.329	0.315	0.364	0.357	0.312	0.290	−0.242
GHQ12 有意確率	0.000	0.000	0.000	0.000	0.000	0.000	0.000	0.000	0.000
GHQ12 N	1,680	1,691	1,686	1,687	1,691	1,654	1,688	1,669	1,723
	週あたりの平均労働時間	通勤時間（片道）	仕事の満足度	地域活動	信仰	就学年数	個人の年収	世帯の合計年収	世帯の勤労者の数
GHQ12 相関係数	0.035	0.075	0.377	0.246	0.085	0.071	−0.142	−0.105	−0.030
GHQ12 有意確率	0.249	0.016	0.000	0.000	0.001	0.004	0.000	0.000	0.221
GHQ12 N	1,074	1,035	1,074	1,700	1,671	1,624	1,623	1,588	1,638

（注）濃い網かけはp<0.01、薄い網かけはp<0.05の有意な相関を表す。
（出所）筆者作成。

しゃかいというトライアングルで健康長寿要因を多面的に考えようと試みた。

こころの健康の指標であるGHQ得点とからだ・しゃかいに関する質問項目との相関をみたところ（**表2-1**）、多くの項目で有意な相関がみられた。なおこの分析では、福井県のデータは、福井県らしい地域の１つと考えている南越前町のデータを使用した［福井県立大学健康長寿研究総括班編 2009］。

平均寿命の長短とこころの健康との関連を検討する目的で、伝統的長寿県と新興長寿県を合わせた長寿７県と、伝統的短命県と転落短命県を合わせた短命３県のGHQ得点と各項目の相関を算出した（**表2-2**、**表2-3**）。その結果、有意な相関の有無に関しては、細かな違いはあるものの総じて同様の傾向がみられた。各県のデータは一部地域をピックアップして得られたものであり、またそれぞれの県の平均寿命の長短が単純にこころ、からだ、しゃかいに関する変数から説明できるものではないことは当然である。

こころの健康とからだの健康には密接な関係があり、ストレス等でこころの不健康な状態が続くと、からだの自律神経系、内分泌系、免疫系に悪影響がおよび、病気や身体的な不調を招くようになる。

表2-1からもGHQ得点とからだの項目に有意な相関が認められているが、その関連を詳細に分析するために、GHQの良否（３点以下が精神的に健康、４点以上は不健康）を従属変数とし、BMI、血圧、治療中の病気、健康度自己評価、ブレスローの７つの健康習慣［Berkman and Breslow 1983］、食生活に対する意識、

表2-2　GHQ-12得点とそのほかの項目の相関（長寿県：福井県、石川県、富山県、長野県、沖縄県、滋賀県、神奈川県）

		BMI	血圧	健康度自己評価	ブレスローの7つの健康習慣	平均睡眠時間	食生活に対する意識	日常的に体を動かそうとしているか	満足度（生活全般）	満足度（家計・収入）
GHQ12	相関係数	−0.005	0.061	0.259	−0.194	−0.142	−0.177	−0.143	0.448	0.306
	有意確率	0.851	0.032	0.000	0.000	0.000	0.000	0.000	0.000	0.000
	N	1,245	1,231	1,226	1,184	1,228	1,206	1,236	1,230	1,227
		満足度（家族との関係）	満足度（友人・知人との関係）	満足度（地域の人間関係）	満足度（地域の生活環境）	満足度（自分の健康）	満足度（家族の健康）	満足度（余暇時間）	満足度（家事分担）	気がねなく話せる人の数
GHQ12	相関係数	0.372	0.352	0.294	0.299	0.363	0.348	0.343	0.276	−0.236
	有意確率	0.000	0.000	0.000	0.000	0.000	0.000	0.000	0.000	0.000
	N	1,219	1,222	1,220	1,218	1,223	1,198	1,220	1,206	1,238
		週あたりの平均労働時間	通勤時間（片道）	仕事の満足度	地域活動	信仰	就学年数	個人の年収	世帯の合計年収	世帯の勤労者の数
GHQ12	相関係数	0.070	0.061	0.392	0.232	0.080	0.068	−0.123	−0.092	−0.005
	有意確率	0.052	0.094	0.000	0.000	0.006	0.019	0.000	0.002	0.861
	N	769	746	767	1,223	1,201	1,175	1,171	1,152	1,181

（注）濃い網かけはp<0.01、薄い網かけはp<0.05の有意な相関を表す。
（出所）筆者作成。

表2-3　GHQ-12得点とそのほかの項目の相関（短命県：青森県、高知県、長崎県）

		BMI	血圧	健康度自己評価	ブレスローの7つの健康習慣	平均睡眠時間	食生活に対する意識	日常的に体を動かそうとしているか	満足度（生活全般）	満足度（家計・収入）
GHQ12	相関係数	0.041	0.084	0.180	−0.274	−0.156	−0.211	−0.106	0.453	0.347
	有意確率	0.370	0.064	0.000	0.000	0.001	0.000	0.020	0.000	0.000
	N	486	481	484	445	480	461	483	468	462
		満足度（家族との関係）	満足度（友人・知人との関係）	満足度（地域の人間関係）	満足度（地域の生活環境）	満足度（自分の健康）	満足度（家族の健康）	満足度（余暇時間）	満足度（家事分担）	気がねなく話せる人の数
GHQ12	相関係数	0.452	0.363	0.419	0.357	0.366	0.381	0.233	0.330	−0.256
	有意確率	0.000	0.000	0.000	0.000	0.000	0.000	0.000	0.000	0.000
	N	461	469	466	469	468	456	468	463	485
		週あたりの平均労働時間	通勤時間（片道）	仕事の満足度	地域活動	信仰	就学年数	個人の年収	世帯の合計年収	世帯の勤労者の数
GHQ12	相関係数	−0.056	0.125	0.341	0.289	0.099	0.076	−0.200	−0.151	−0.099
	有意確率	0.330	0.034	0.000	0.000	0.032	0.108	0.000	0.002	0.034
	N	305	289	307	477	470	449	452	436	457

（注）濃い網かけはp<0.01、薄い網かけはp<0.05の有意な相関を表す。
（出所）筆者作成。

睡眠時間を独立変数として多重ロジスティック回帰分析を全10県で行った。その結果、性別と年齢を調整しても、健康度自己評価の悪い人は良い人と比較して2.4倍、睡眠時間が６時間未満の人は６時間以上の人と比較して1.9倍、BMIがやせの人はそうでない人と比較して1.6倍、生活習慣の悪い人は良い人と比較して1.4倍、有意にGHQ得点が高くこころの健康が悪かった。さらに、「死にたいと思ったこと」の有無を従属変数として同様に解析したところ、健康度自己評価の悪い人は良い人と比較して3.1倍、生活習慣の悪い人は良い人と比較して2.5倍、BMIがやせの人はそうでない人と比較して1.8倍、有意に「死にたいと思ったこと」があるという結果であった。

GHQ得点と関連が高かった健康度自己評価は、医学的な検査結果と高い相関があり生命予後を予測するものとされている。また、ブレスローが提唱した健康習慣は、「喫煙をしない」「過度の飲酒をしない」「朝食を毎日食べる」「間食をしない」「適正体重を維持する」「定期的に運動をする」「適正な睡眠時間をとる」の７項目である。本調査でも健康度自己評価と生活習慣得点には相関があり、からだの健康を維持するためには良い生活習慣をもつことが重要であるといえる。

3　福井県のこころの健康
――こころ豊かな高齢者――

福井県内５地域のGHQ得点と関連する要因について、重回帰分析を用いて解析した結果を**表2-4**に示した。県全体、年齢別、男女別いずれもGHQ得点と健康度自己評価、生活満足度は有意に関連していた。

県全体では、気がねなく話せる人の数が多いほど、仕事の満足度が高いほど、地域の住環境の不都合がないほど、収入をともなう仕事があるほど、そして年齢が高いほど有意にこころの健康が良いという結果であった。

年齢別にみていくと、壮年層で信仰との有意な負の関連を認めた。信仰絡みの寄り合いなどが負担になってこころの健康が悪くなるのかもしれない。中年層は、仕事の満足度や収入をともなう職業の有無との間で関連を認めた点に特徴があった。働き盛りであり、仕事と家庭の負担が大きく責任が重い年代であることが関係していると思われる。もう１つの特徴は、ブレスローの７つの健康習慣との関連である。中年期は生活習慣病の好発時期であるだけに生活習慣の良否がこころの健康に影響すると考えられる。

男女別では男性のほうがこころの健康が良い傾向にあった。福井県は共働き率が全国１位と高いことから、仕事、家事、育児を担っている女性が多い。このような女性には過重な負担がかかりストレスが高いことが予測されるため、こころの健康が良くないと推察される。男性は生活習慣と信仰に関連があった。そして年齢が若い人ほどこころの健康が悪かった。気がねなく話せる人の数、子どもの有無、収入をともなう職業の有無は（それぞれあるほうがこころの健康が良い）は女性にのみ有意な関連を認めた。

福井県の特徴として、近年では全国で平均寿命が長く、平成12年の国勢調査で男女とも全国2位であった。その5年後は、男性は4位、女性は11位であったが、平成22年は男性3位、女性が7位であった。福井県は昔は短命であったので新興長寿県である。また、女性の就業率が全国2位、女性が働く共働き世帯の割合は1位である。3世代同居率は全国2位、1世帯当たりの人員も多い。また、持ち家率が全国3位、床面積が2位であり家が広い。そして、1世帯当たりの収入は全国屈指の高さを示している。ほかには、転入・転出が少なく定住性が高い。生まれた土地あるいはその近くで生活をしているという人が多い［福井県 2005］。福井県は地方だが、産業・流通面を含め比較的大きな都市へのアクセスが良い点で都市に近接した地方社会といえる。田んぼや畑はたく

表2-4　GHQ-12得点（↓）と関連する要因

	福井県					
	福井県全体	年齢別			男女別	
		25-44歳	45-64歳	65歳以上	男	女
健康度自己評価（↓）	＋	＋	＋	＋	＋	＋
ブレスローの7つの健康習慣（↑）			(−)		(−)	
半年以上の通院・服薬						
満足度（生活全般）（↓）	＋	＋	＋	＋	＋	＋
気がねなく話せる人の数（↑）	−			(−)		−
仕事の満足度（↓）	＋		＋		＋	
地域活動						
信仰（↓）	−	−			−	
地域の住環境の不都合（↓）	＋	＋	＋		＋	＋
性別	(−)					
婚姻の有無						
子どもの有無						−
近隣に親や子が住んでいる						
福井県外で暮らした経験						
個人の年収						
世帯の合計年収						
収入をともなう職業の有無	−		(−)			−
年齢	−				−	

（注）項目横の矢印は、一般的に（↑）がその項目の点数が高いほど好ましい、（↓）は点数が低いほど好ましいことを表す。
表はGHQ-12得点を従属変数とした重回帰分析の結果、＋は有意な正の関連、−は有意な負の関連（$p<0.05$）、（−）はその傾向（$p<0.1$）があったことを表す。
（出所）筆者作成。

さんあるが、第１次産業の就業者比率は高くはなく農地持ちのサラリーマンが多い。南越前町の調査地域などはその代表である［福井県立大学健康長寿研究総括班編 2009］。経済的にも土地柄的にも安定しておりそれがこころの余裕にもつながる可能性があると考える。

福井県の高齢者のこころの健康は良い状態で、とくに気がねなく話せる人の数が多いほど良いという結果であった（表2-4）。福井県の高齢者の約６割が、車で30分圏内のところに自分の子どもたちが住んでいると回答している。子どもたちと同居していなくても親族ネットワークに囲まれた人が多いのである。

気がねなく話せる人の数自体も高齢者のほうが多かった。多世代同居であったり近くに身内が住んでいたり、家庭がにぎやかで慣れ親しんだ人や地域の中で高齢者は生活している様子がうかがえる。また、福井県は働く女性が多いため、若い母親は近所に住んでいる親に子どもを預けて働きにいく。祖父母は日中、かわいい孫を一生懸命世話し、幼稚園や小学校の送迎までも担う。つまり、孫の世話が祖父母の生きがいの１つなのである。福井県のこころ豊かな高齢者の背景にはこのような高齢者の姿が浮かぶのである。

おわりに

人と人とのつながりをソーシャルネットワークと呼び、それによる支援をソーシャルサポートという。ソーシャルサポートの多い人のほうが死亡率が低いという報告［Berkman and Syme 1979；Bowling 1994］、あるいは十分なソーシャルサポートによって高齢者のうつ病を防げるとの報告［Bowling 1994；増地・岸 2001］がある。逆にいうと、ソーシャルサポートが乏しいと寿命が短くなり、うつ病になりかねないことになる。福井県の高齢者でも、気がねなく話せる人をたくさんもっている人ほどこころの健康が良く、もっていない人ほど良くないという関連があった。今後､高齢者がますます増加し認知症高齢者も増える。その最も多い原因はアルツハイマー病であるが、ソーシャルネットワークはアルツハイマー病の防御因子としてもあげられている［Fratiglioni et al. 2004］。

認知症とともに、こころの健康で寿命に関係するのが自殺だが、日本は世界的な自殺大国である。わが国の自殺は年齢とともに自殺率があがり、高齢者ほど自殺率が高いという世界的傾向に一致している。高齢者の自殺は、ひとり暮らしよりも多世代同居で多いというデータがあるように［瀧澤ほか 2004；大塚ほか 2008；高橋 2008]、同居していても若い人は若い人で生活し、高齢者が心理的に孤立する背景が指摘されている。家族に負担をかけないようにという日本の姥捨て山伝説の発想もあるのかもしれない。

高齢者ではとくにからだの病気にうつ病が合併しやすい。生命を脅かす病気ではない腰痛や膝関節痛、あるいは視力や聴力の低下も危険因子となる。社会的要因としては、配偶者との死別体験や介護負担も関係する。高齢者がうつ病にかかると、心疾患や脳血管障害などからだの病気のリスクがさらにあがり、日常生活動作能力は低下し認知症が増えるという［粟田 2009］。このような多くの影響の中で注意が必要なのは、気づかない間にうつ病を発症して自殺にいたることである。

日本の高齢者世帯は、平均的には経済状態にある程度余裕があり高齢者自身の生活満足度も低くない。しかし、平均的高齢者層からこぼれ落ちて、金銭的に困窮し社会的に孤立している人もいるのが現状である。日本は今後、人口減少社会となって若年層が減って高齢者が増える。とくに東京、大阪、名古屋を中心とした3大都市圏で高齢者がますます増えていく。しかも、未婚または晩婚による少産化のため、家族のサポートを受けにくい高齢者世帯が増えると予測されている［斎藤 2011］。このような大都市では、福井県と違ってもともと地縁、血縁が少ないため、社会的孤立の進行という視点からは高齢者のうつ病や自殺の問題がますます危惧される。

わが国を取り巻く社会経済状態は厳しい。調査した10県でも概ね高齢者に比べて、“働く年代”の精神的健康度は良くない。福井県内5地域はその傾向が強く、中年層では仕事との関連を認めた。日本の自殺率は、高齢者に加えて、男性では50歳代を頂点とした中年層にも大きなピークがみられる。完全失業率と男性自殺者数には相関があり、失業率が高くなると男性自殺者が増える。日本人にとって働くということは非常に大きな意義があり大きなプレッシャーを感じるのであろう。日本は、終身雇用、年功序列から、近年は競争をさせることで働く人たちの意欲を高め生産性をあげようという成果主義が導入されている。

成果主義導入後の労働者の健康状態の調査では、一時的には生産性や業績があがったが、労働時間や精神的ストレスが増え従業員の意欲や疲れはより悪化しているという結果になっている。成果主義によって短期的な成果を求めるために、上層部からのチェックが強まり裁量性が乏しくなっている上に、上司や同僚とのコミュニケーションが悪化している状態である。また､成果主義では、評価によって処遇が決まり、「労働者は１人でする仕事が増え個別化が進む」、「雇用関係において個別労務管理化が進み、離・退職圧力が増す」ことが示唆されている［天笠 2007］。

仕事の質的ストレスを表すJDCSモデル（仕事の要求＝Job DemandのJとD、裁量性＝ControlのC、職場の支援＝SupportのS）は、仕事の要求が過剰なほど、裁量性がないほど、職場のサポートがないほど、働いている人のストレスが増えてこころの健康が阻害されることを示す。ERIモデルは､努力（＝EffortのE）と報酬（＝RewardのR）の不均衡（＝ImbalanceのI）がストレスになるというものである。努力の分だけお金をもらい褒められ昇進できれば意欲も増すが、頑張ったと思うのに給料があがらない、それを評価されないということでは、意欲や会社への帰属意識は損なわれる。とくにこの年齢層の男性を中心としたこころの問題を抱える人たちの体調悪化の原因は、失業も含めたこれらの仕事問題であると考えられる。壮年層でも仕事の悩みは同様であろう。精神科の臨床では、最近の若い人たちの中に、自己評価・自尊心が低く、そのことで病的な状態に陥り生活や学業に支障がでる例が少なくない印象がある。

子どものQOLについて、Kid-KINDLというドイツで開発された尺度の日本語版で、からだの健康、情緒的な安定、自尊感情、家族関係、友だち関係、学校生活、それぞれに何項目かの質問に５段階で回答させた全国調査がある。結果は、自尊感情が特に低く学校という項目も低かった。また、これらの項目は小学校４年生ぐらいから下がり最年長の高校１年生まで延々と下がる｡そして、その中に驚くほど自尊感情が低い人がいる。ユニセフが実施した先進国における子どもの幸福度調査でも、日本は多くの項目で得点が低く、「孤独を感じる」という項目では、先進国はせいぜい５％から10％であるのに対し、日本の15歳児では29.8％と突出していた［古荘 2009］。

ソーシャルインクルージョンとは、「すべての人々を、孤独や孤立、排除や摩擦から援護し、健康で文化的な生活の実現につながるよう、社会の構成員として包み支え合う」ことである。最近は自己愛の時代で、「自分や自分の家族はかわいくて大切、でも他人は知らない」という風潮になりつつあるという。しかし、これから高齢者が増えしかも地縁、血縁がないとなると、心理的にも厳しい状況に置かれるであろう。そこで、ソーシャルインクルージョンという考え方を個人でも社会としても意識しないといけない。ソーシャルキャピタルは、「個人の間の結合関係、すなわち社会ネットワークやそのネットワークから生じる互酬関係、および信頼性の規範」と定義される［Putnam 2000］。地域への愛着、人への信頼性、もちつもたれつの関係などを指し、地域社会において本来あるべき姿である。

このソーシャルキャピタルが犯罪の認知件数、死亡率、あるいは抑うつ状態と強く関連することが明らかになっている。私たちの調査でも、こころの健康はからだの健康項目、「気がねなく話せる人の数」などのしゃかいの健康項目との関連が認められた。日本社会は、戦後の苦しい時代からバブルの時代までわが国を支えてきた現在のこころ豊かな高齢者から次世代に受け継がれていく。ただ、”働く年代”は仕事と家庭でかなり疲弊し、子育てや経済面で悩んでいる。また、若い人たちの自尊心の低さも示唆されている。

福井県は、定住性が高くて地縁、血縁が深いなど豊かなソーシャルキャピタルへの要素は多く、こころの健康、そしてからだの健康を維持できる可能性に富んでいる。今後も、いかに地域の人々との関係を構築しどのように地域づくりに活かしていくのかということが大切になるであろう。

第3章

身体と地域性
――からだの健康――

はじめに

この章では、主にからだの健康についての調査データを紹介し、食事、健康習慣、運動習慣の視角から健康長寿の関連要因を探索し、地域や年代比較をとおしてその特徴を考察する。具体的には、「健康な生活習慣の実態とは？」、「健康だと実感するには何が関係しているのか？」、「からだをよく動かしている人の特徴は？」について検討する。

1　からだの健康と生活習慣を考えるための枠組み

個人の生活習慣は、幼い頃から家族の影響を強く受けながら培われる。家族は地域を構成する1単位であり、その地域から伝統や文化など様々な影響を受けている。また、個人の生活習慣も地域の影響を受け、生活習慣の結果がからだの健康に現れている。**図3-1**にその関係を、**表3-1**に調査項目を示した。

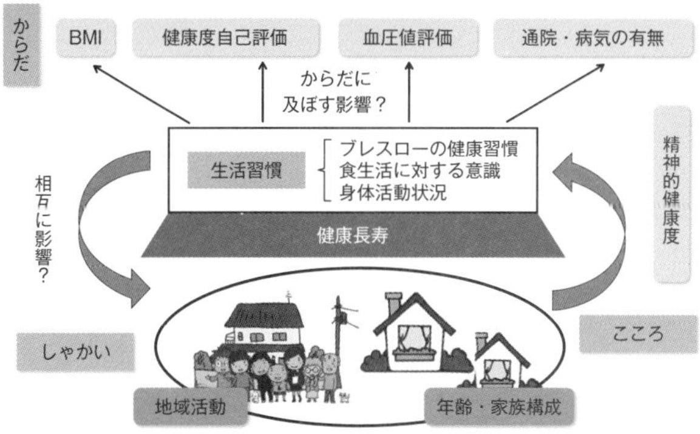

図3-1　生活習慣と地域要因と身体的指標の枠組み

（出所）福井県立大学健康長寿研究総括班［2009：94］より引用改変。

表3-1　からだの健康を評価する調査項目

【生活習慣】

1. ブレスローの健康習慣：あなたの生活習慣について、設問毎に「はい」か「いいえ」を選んでください。
   1) 適正体重を維持している
   2) 朝食を毎日食べる
   3) 間食をしない
   4) 過度の飲酒をしない
   5) 定期的に運動・スポーツをしている
   6) タバコはすわない
   7) 睡眠時間は7～8時間とっている

2. 食生活に対する意識：あなたの現在の食事状況について、設問毎に「はい」か「いいえ」を選んでください。
   1) 食べ過ぎないようにしていますか？
   2) 栄養がかたよらないようにしていますか？
   3) カロリーや脂肪分を控えていますか？
   4) 野菜を多くとっていますか？

3. 身体活動状況：定期的に運動やスポーツなどをおこなっていますか？
   1. はい　2. いいえ

【身体的指標】

1. BMI：自記された身長、体重から算出

2. 健康度自己評価：あなたの現在の健康状態はいかがですか？
   1. 非常に健康　2. ほとんど健康　3. ふつう
   4. あまり健康でない　5. まったく健康でない

3. 血圧値評価：あなたの普段の血圧はいかがですか？
   1. 高い　2. ふつう　3. 低い

4. 通院・内服治療の有無：半年以上にわたって通院治療を続けたり、半年以上、お薬を続けて飲んだりしていますか？
   1. はい　2. いいえ

【地域交流（地域活動）】

1. あなたは地域の行事（お祭りやイベント）にどれくらい参加していますか？
   1. 必ず参加している　2. ほとんどに参加している
   3. あまり参加していない　4. まったく参加していない

2. 地域の行事（祭りやイベント）は今後も必要だと思いますか？
   1. 必要　2. どちらかといえば必要
   3. どちらかといえば不要　4. 不要

3. あなたは近所の方とどの程度のお付き合いをされていますか？
   1. 相談ごとをするぐらい親しくしている　2. よく世間話をする
   3. たまに立ち話をする　4. あいさつをするだけ
   5. ほとんど付き合っていない

（出所）筆者作成。

【生活習慣】の項目として、ブレスローの7つの健康習慣［Berkman and Breslow 1983］に「健康日本21」の栄養、食生活の分野で用いられている4項目および身体活動状況を加えた。【身体的指標】として、BMI、健康度自己評価、血圧値評価、通院・内服治療の有無を採用した。【地域交流】には、地域行事への参加の度合いや近所の人との交流の度合いを選択した。

2　「健康長寿を考えるアンケート」調査からみたからだの健康

(1) 生活習慣

ブレスローの7つの健康習慣は健康習慣をいくつ保有しているかという健康指数（Health Practice Index）として扱う場合と、実施している数が6～7のものを健康習慣の「良好群」、4～5のものを「普通」、0～3のものを「不良群」と判定する方法がある。**図3-2**は後者で示したものである。その結果、石川県の小松市、福井県の南越前町で生活習慣の良好なものが多く、定住性が高い地域特性を反映している可能性が考えられた。一方、神奈川県の平塚市、滋賀県の守山市では、生活習慣の不良なものが多かった。これは、人口流入地域であるという特性を反映した結果であると推察できる。

「食べ過ぎないようにしている」「栄養がかたよらないようにしている」「カ

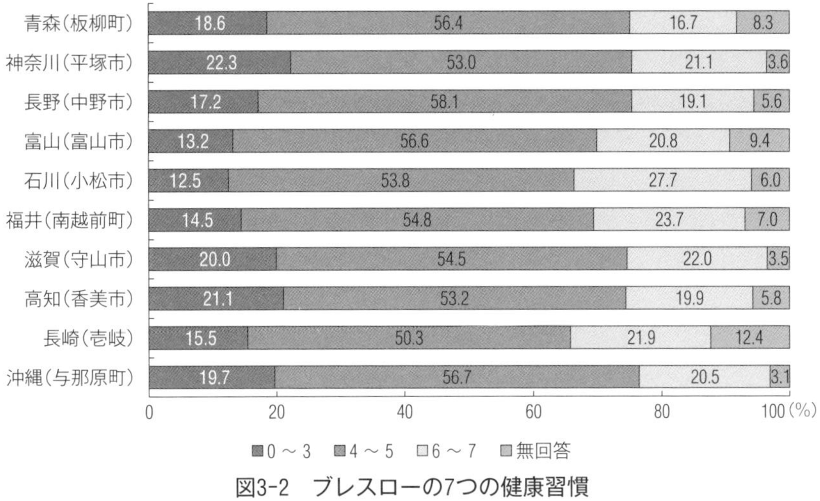

図3-2　ブレスローの7つの健康習慣

（出所）筆者作成。

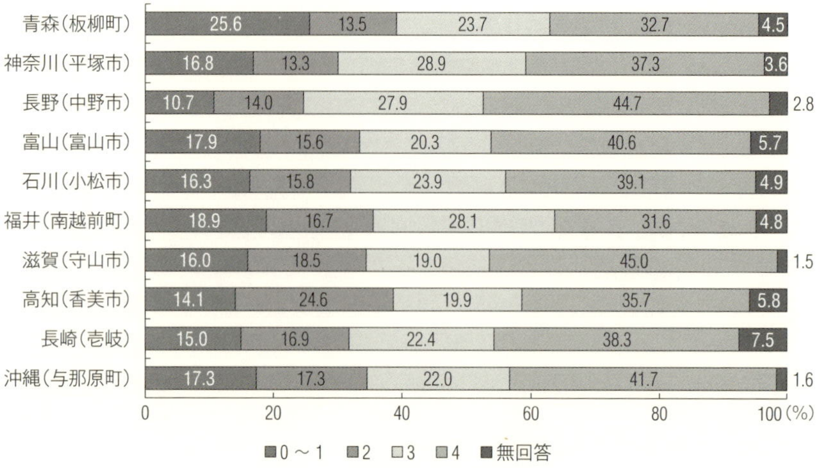

図3-3　食生活に対する意識

(出所) 筆者作成。

ロリーや脂肪分を控えている」「野菜を多くとっている」の4項目について何項目実施できているかを示したものが**図3-3**である。長野県の中野市で食生活に対する意識が高いものが多かった。長野県は伝統的な長寿県であり、脳卒中対策などを契機に地域医療・地域保健活動が定着していることが影響している可能性が考えられた。一方、青森県の板柳町、高知県の香美市では、食生活に対する意識が低いものが多かった。これは、過疎化と高齢化率の高さといった地域特性を反映した結果であると推察できる。

定期的な身体活動の実施状況を**図3-4**に示した。沖縄県の与那原町で44.9%と高く、青森県板柳町で20.5%と低かった。

(2) 身体的指標

今回の調査では自己申告による身長、体重の値を基にBMIを算出した。一般的にBMIが18.5未満は「やせ」、18.5～25未満は「普通」、25～以上は「肥満」と判定される。**図3-5**はその比率を示したものであるが、沖縄県の与那原町、高知県の香美市、福井県の南越前町で「肥満」のものが25%を超えており、今後、肥満者割合の減少に一層の努力が必要であることが明らかとなった。

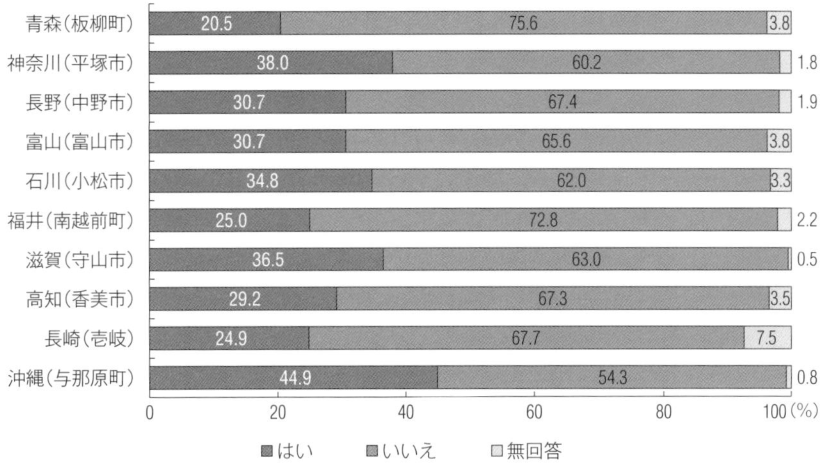

図3-4　定期的な運動・スポーツの実施

（出所）筆者作成。

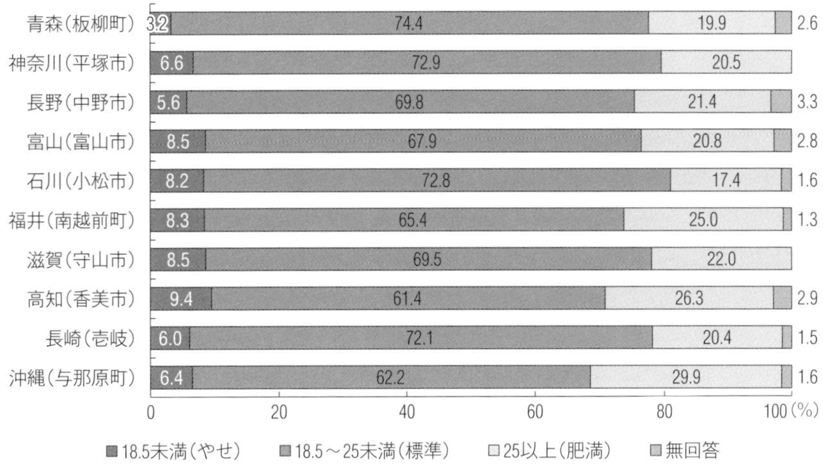

図3-5　BMI

（出所）筆者作成。

現在の健康状態に関する自己評価は、「非常に健康」や「ほとんど健康」と感じているもの割合は、沖縄県の与那原町で53.6％と高かった（図3-6）。これには沖縄の「なんくるないさぁ」という気質が影響しているのかもしれない。

自身の血圧値に対する自己評価を３段階で質問したところ、「高い」と認識

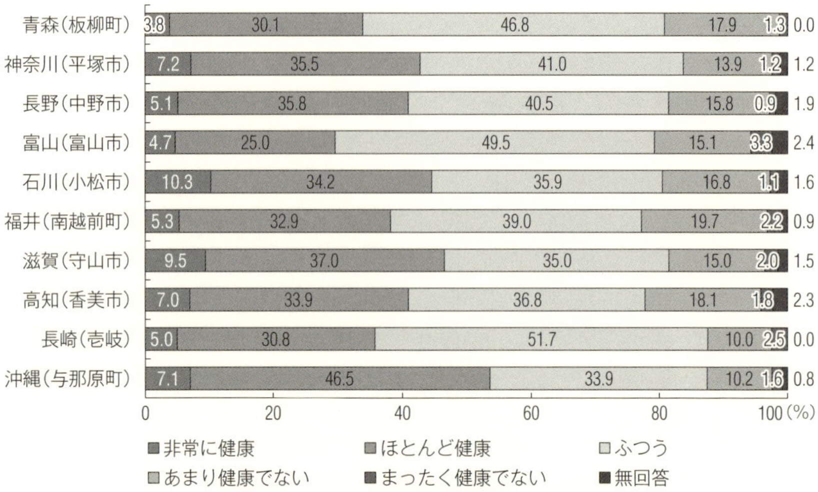

図3-6　健康度自己評価

（出所）筆者作成。

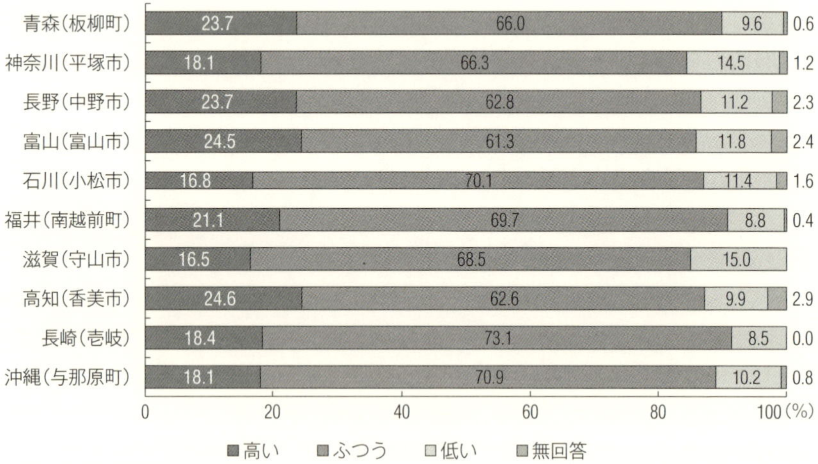

図3-7　血圧

（出所）筆者作成。

している割合が高知県の香美市、富山県の富山市、長野県の中野市、青森県の板柳町で25％程度みられた（図3-7）。しかし、今回の結果は、血圧の実測値を把握したうえでの自己評価ではないため、このような自己認識が血圧実測値に

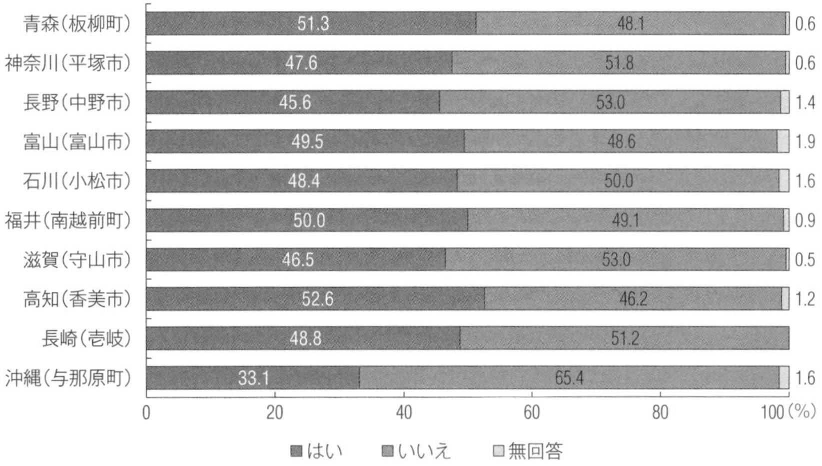

図3-8　6か月以上の通院、内服治療の有無

（出所）筆者作成。

対する妥当な判断であるか否かは不明である。

６か月以上の通院、内服治療の有無の割合を地域別に**図3-8**に示した。通院や内服治療をしている割合は沖縄県をのぞく地域で50％程度であり、ほぼ半数のものが何らかの治療を継続していた。沖縄県の与那原町では33.1％と低く、これは健康度自己評価を反映するものと考えられたが、BMI25以上のものが30％程度存在することが憂慮される。

(3) 地域交流（地域活動）

地域行事への参加頻度（**図3-9**）についてみると、福井県の南越前町と長崎県の壱岐市で参加頻度が高かった。これには、定住性の高さといった地域特性を反映していると考えられる。参加頻度が低かったのは、神奈川県の平塚市、滋賀県の守山市、高知県の香美市、沖縄県の与那原町であった。平塚市、守山市、与那原町の場合は人口移動の活発さ、香美市の場合は過疎化と高齢化率の高さといった地域特性を反映した結果であるのかもしれない。

地域行事の必要性については、「必要」「どちらかというと必要」を合わせるとどの地域においても85〜95％であった（**図3-10**）。参加の頻度は別にして、多くのものが地域行事の必要性を感じていた。

近所付き合いの程度は、地域行事への参加頻度と同様の傾向が見られ、福

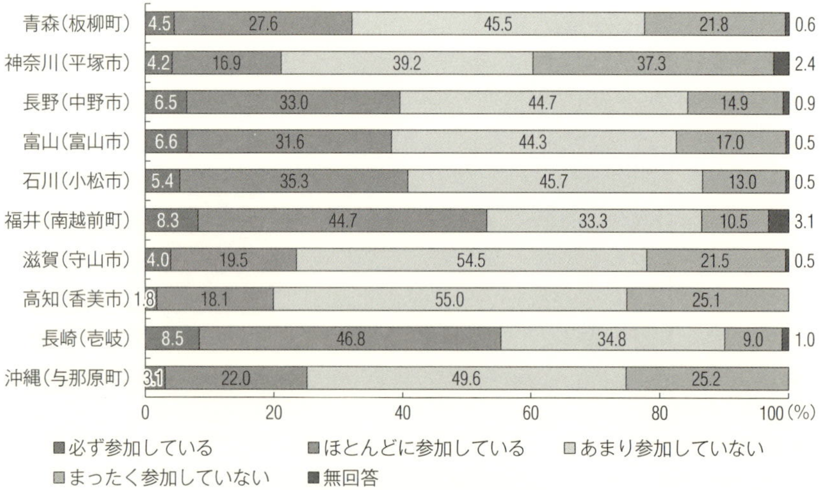

図3-9　地域行事への参加

（出所）筆者作成。

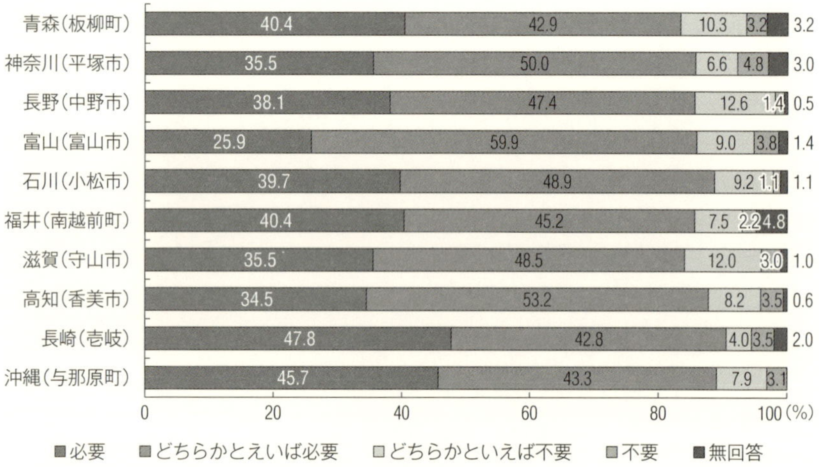

図3-10　地域行事の必要性

（出所）筆者作成。

井県の南越前町と長崎県の壱岐市で付き合いの程度が高く、神奈川の平塚市、滋賀県の守山市、高知県の香美市、沖縄県の与那原町で低くなっていた（図3-11）。上述の地域特性が反映された結果と考えられる。

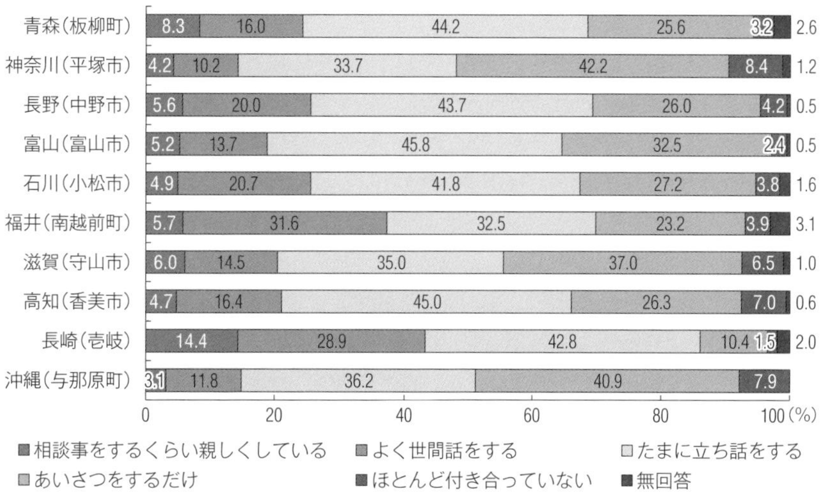

図3-11　近所付き合いの程度

（出所）筆者作成。

3 からだの健康とその関連要因

ここでは、「健康だと実感するには何が関係しているのか？」「からだをよく動かしている人の特徴は？」について検討する。「健康だと実感するには何が関係しているのか？」については、前述した「健康度自己評価」を、「からだをよく動かしている人の特徴は？」については「身体活動状況」を従属変数として検討を行った。

健康度自己評価には、年齢、ブレスローの７つの健康習慣、身体活動状況、QOL、GHQ-12（第２章参照）、通院・内服治療の有無、婚姻、就業が関係していた（表3-2）。すなわち、これらの項目が健康だと実感できることに影響を及ぼす要因だといえよう。健康習慣を維持し、適正な体重を維持することが、健康度自己評価に有意に関連することは納得できる。そして、QOLやGHQ-12のこころの状態が健康度自己評価に影響を及ぼしていたことから、健康度自己評価の改善には、こころでの充足も重要といえよう。

身体活動状況には、年齢、ブレスローの７つの健康習慣、睡眠時間、健康度自己評価、が関係していた（表3-2）。すなわち、これらの項目が身体をよく動

表3-2　健康状態、身体活動、GHQ12、QOLに関連する要因

		健康状態		身体活動		GHQ12		QOL	
		β	p	β	p	β	p	β	p
	年齢	0.19	0.00	0.16	0.00	−0.14	0.00	0.06	0.08
	性別	0.00	0.91	0.03	0.41	0.02	0.53	−0.04	0.10
生活習慣	7つの健康習慣	−0.12	0.00	0.10	0.01	−0.03	0.33	0.04	0.15
	食生活	−0.02	0.55	−0.06	0.07	0.07	0.03	−0.07	0.01
	睡眠時間	0.05	0.07	−0.11	0.00	−0.08	0.01	0.05	0.09
	身体活動	−0.09	0.00			−0.05	0.08	−0.01	0.80
こころ	QOL	−0.30	0.00	−0.01	0.80	−0.40	0.00		
	GHQ12	0.08	0.02	−0.06	0.08			−0.33	0.00
からだ	健康状態			−0.12	0.00	0.08	0.02	−0.25	0.00
	BMI	0.00	0.98	−0.04	0.27	−0.03	0.24	−0.04	0.16
	血圧	−0.01	0.76	0.04	0.27	0.02	0.51	−0.02	0.42
	通院・服薬	−0.30	0.00	−0.02	0.67	−0.06	0.08	−0.01	0.76
	定期検診・人間ドック	−0.05	0.09	−0.05	0.12	−0.03	0.22	−0.08	0.00
しゃかい	地域活動	−0.02	0.55	−0.02	0.59	0.05	0.14	−0.17	0.00
	信仰	0.01	0.83	0.00	0.98	−0.04	0.20	−0.01	0.66
	婚姻	0.06	0.05	0.04	0.29	0.00	0.94	0.02	0.38
	気がねなく話せる人	0.02	0.40	0.06	0.09	−0.06	0.05	0.15	0.00
仕事	収入をともなう就業	0.06	0.05	0.06	0.11	0.06	0.06	0.05	0.10

（出所）筆者作成。

かしている人の特徴だといえよう。身体活動状況は、健康状態を具現していると考えられるので、健康度自己評価との関連がみられることは納得できよう。また、睡眠時間などの健康習慣へ配慮している者ほど身体活動をよく行っていると考えることは妥当であろう。

表3-2の結果を要約したものが**図3-12**である。健康度自己評価を良好に保つには、生活習慣が良いこと、こころの健康状態が良いことが示唆された。通院・内服治療があると健康度自己評価が高い理由は不明だが、通院することで回復を実感できたり、友人等とのコミュニケーションの向上につながるのかもしれない。一方、低下させる要因として、高齢であること、結婚していること、仕事をしていることが示された。

身体活動状況を活発にする要因として、生活習慣や健康状態が良いことが明らかとなった。一方、阻害する要因としては、高齢、（肥満につながる）食生活の乱れが示された。睡眠状況が良いと身体活動状況が低下する理由は不明だが、睡眠時間の充実により、身体活動に充てる時間が減少するのかもしれない。

こころの健康を良好に保つ要因として、高齢であること、食習慣が良いこと、

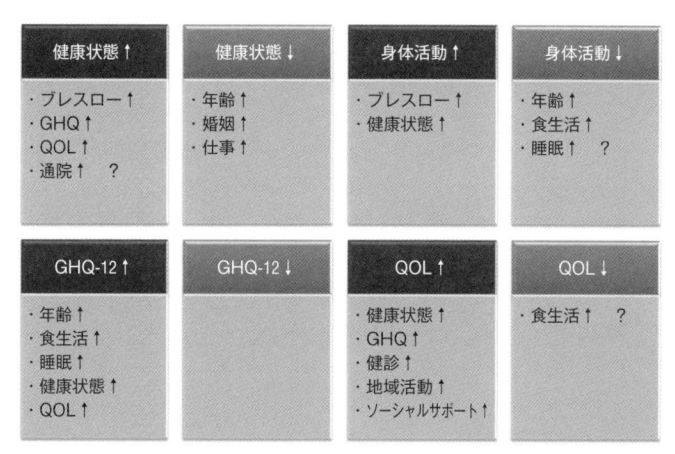

図3-12　健康状態、身体活動、GHQ-12、QOLに関連する要因（要約）

（出所）筆者作成。

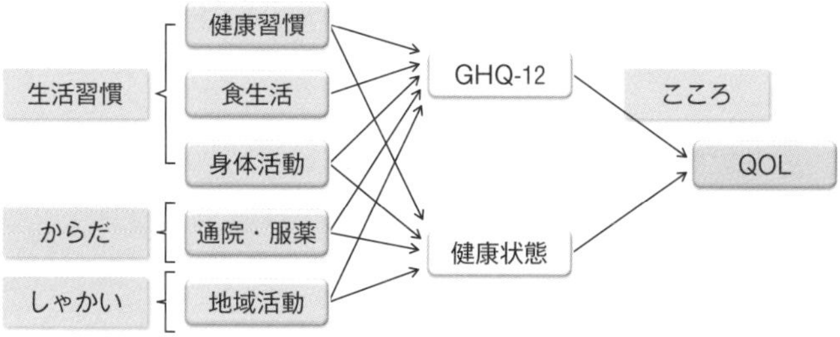

図3-13　関連性のモデル

（出所）筆者作成。

よく眠れること、健康状態が良いこと、QOLが高いことが示唆された。

QOLを高くする要因として健康状態が良いこと、こころの健康状態が良いこと、健診を受けていること、地域活動に参加していること、ソーシャル・サポートが高いことが明らかになった、

食習慣が良いとQOLが低下する理由は不明だが、過度な食習慣への意識により、ストレスが生じているのかもしれない。

以上の関連性をモデル化したものが**図3-13**である。健康習慣、食生活、身体活動状況、通院・服薬状況、地域活動状況などの要因がGHQ-12や健康度自己評価に影響を及ぼし、さらにそれらがQOLに影響を及ぼす可能性が示された。

おわりに

現在、生活習慣病は国民医療費の約3割、死亡者数の約6割を占めている。また、要介護状態となった主な原因についても、脳血管疾患をはじめとした生活習慣病が3割を占めている。この点からも生活習慣病の予防がいかに重要であるかが理解できる。また、社会的ネットワークの強さが死亡率に関係するという報告［榊原 2002］もあり、社会とのつながりが健康に及ぼす影響も考慮していく必要があろう。

一般的に、健康づくり・生活習慣病予防・要介護化予防を行うためには、個人の生活習慣等への介入などが考えられるが、個人に対する介入の限界がすでに指摘されている。個人への介入の限界から、地域づくり的側面からのアプローチの必要性が高まっている。地域づくりとして住民の健康向上に取り組む場合、地域の人々のネットワークを強化し、住民の互助的機能を高めていくことが有効と考えられており、その仕組みを分析するための概念としてソーシャルキャピタルが注目されている。ソーシャルキャピタルとは「社会関係資本」「無形の社会資本」などと訳され、「社会的な繋がりとそこから生まれる規範・信頼であり、効果的に協調行動へと導く社会組織の特徴」［Putnam 1993］などと定義されている。ソーシャルネットワーク、ソーシャルサポートという個人間の互助的関係・行動をさすミクロ的な概念に対して、ソーシャルキャピタルはこれをマクロ的に見た概念である。各地域にある自主参加の趣味やスポーツの組織などの数はソーシャルキャピタルであり、これに付随する個人間ネットワークや互助的行動を通して、個人の健康が向上または維持されると考えられる。

本章が、超高齢化・人口減少社会に備え、ソーシャルキャピタルを端緒とした地域のあり方や地域づくりの方法を考えていく一助となれば幸いである。

第4章

家族と健康長寿

──しゃかいの健康──

はじめに

『日本でいちばん幸せな県民』［坂本ほか 2011］で、福井、富山、石川の北陸３県が総合ランキングのトップ３を独占したことは、新聞各紙でも取り上げられ大きな反響を呼んだ。坂本等の研究は、ブータン等で提唱されているGNH（国民総幸福度）を参考に、「生活・家族」、「労働・企業」、「安全・安心」、「医療・健康」に関する40の指標から算出された指数に基づくものである。福井県は、経済企画庁が発表していた『新国民生活指標』でも、平成６年から11年にかけて５年連続で全国第１位に輝いている。こちらは、貨幣的な指標では捉えきれない生活の「豊かさ」を「住む」、「費やす」、「働く」、「育てる」、「いやす」、「遊ぶ」、「学ぶ」、「交わる」の８つの分野から測定し、算出したものであった。東洋経済刊『都市データパック』（2012）の「住みよさランキング」では、坂井市、福井市、敦賀市が、全787都市中、それぞれ、３位、11位、17位にランキングされ、ベスト20入りを果たしている。「住みよさランキング」は、住民の生活の場面に応じた「安心度」、「利便度」、「快適度」、「富裕度」、「住居水準充実度」から算出したものである。福井は、この手の社会指標に非常に強い県であるといえる。

健康長寿に関連する福井の地域特性の中で、注目すべきものに安定性の高さがある。福井の大きな特徴の１つとして、まず、定住性の高さが挙げられる。三世代同居率が高く、家族のつながりが強いこと、持ち家比率が高く、延べ床面積も広く、家族の入れ物がしっかりした形で存在している点も特徴である。兼業農家率の高さも、社会や家族の安定性につながっている。

女性の就労率や共働き率が高いという特徴もあるが、こうした要因は、世帯当たりの収入や貯蓄残高の多さにつながり、経済的な安定性を生み出している。継続的に就労する女性の割合も高く、老後の年金の面から考えても、福井は経済的な安定性が高いといえるだろう。未婚率が低く、合計特殊出生率（一生の間に女性が産む子どもの数）が高いといった特徴もある。女性の就労と、結婚、出産・育児が両立されているという特徴は、福井モデルとして全国から注目されることも多い。

現在、日本は少子・高齢社会に突入している。日本で最初に国勢調査が行われた1920年の人口は、植民地を除くと6000万人弱で、現在の半分程度であった。一般的な傾向として、近代化への離陸期には、どの国も人口増加を経験する。日本は、急激な近代化を成し遂げた結果、それに比例する形で、人口も爆発的に増加したと考えられる。近代化の成功以降は、人口は減少局面に入る。OECD加盟国で、合計特殊出生率が2.0を超えているのは、アメリカとフランスだけである。この内､アメリカの場合は､中南米から流入してくるヒスパニック系と呼ばれる移民の寄与率が非常に大きいことが判明している。基本的に、先進国化すると、人口は減少モードに入ると考えられる。日本の人口動態について、国立社会保障・人口問題研究所が、将来予測をしているが、その中位モデルでは、今後90年程度で日本の人口は半減すると予測されている。人口が100年足らずで２倍になり､その後､100年足らずで半減するジェットコースター型の人口変動を、日本は経験することになる。高齢化の波と少子化の波がセットになった人口変動を、今後、東アジア諸国（韓国、台湾、中国)、東南アジア諸国（シンガポール､マレーシア､タイ）が経験していくことになると予想されている。日本がその先陣を切ることになるわけである。

急激な人口変動に伴って、各種の問題が発生することが予想されている。生産年齢人口の減少による労働力不足もその１つである。高齢化が同時進行していくので、社会保障費の増大や介護分野での労働力不足も懸念される。労働力を補う方策として、外国人労働者の受け入れ拡大や、退職年齢の引き上げによる高齢者の活用といったオプションが考えられる。日本の女性の労働力率は、国際的にみれば低水準にとどまっており、女性の就労の促進というオプションも考えられる。一方、少子化の抑制も必要になるため、出産・子育ての条件整備を進めていく必要もある。今後の日本のあり方として、女性の就業と出産・育児を両立可能にする条件を整えていくことが大きな課題となっている。こうした理由から、福井モデルは全国から注目を集めているのである。

1　福井の地域特性と家族

(1) 福井県の地理的な位置と地域特性

ここでは、福井の地域特性が、どのように形成され、維持されているかを概観していく。こうした観点からは、福井の地理的な位置に注目しておく必要がある。福井を中心に円を描くと、２つの大都市圏、京阪神と名古屋圏までが、ほぼ半径200kmの範囲内におさまる。２つの大都市圏までの距離が200km程度という地域は、日本地図を眺めてもほとんど見あたらない。福井は急行や特急を利用すれば、大都市圏まで１時間半ほどで移動できるポジションにあり、大都市圏へのアクセスが困難なわけではない。一方で、大都市圏と隣り合っているわけでもなく、交通アクセスに関して、悪くはないが、至便というわけでもないという微妙なポジションに位置している。人口動態や産業立地を考える上で、福井のこうしたポジションが鍵となる。交通アクセスが良好な地域の場合、通勤圏に組み込まれることで、ベッドタウン化が進行し、人口流入現象が発生する。流入人口の中心を占めるのは、若年の単身者や、学齢期の子どもを持つ核家族世帯などである。逆に、大都市圏から遠く、交通アクセスの悪い地域の場合、就学や就職を契機に若者が出ていき、人口流出現象が発生する。若年世代の流出によって、高齢の単身世帯や、高齢の二世代世帯（三世代同居から１番下の世代が抜け落ちた世帯）、高齢の夫婦のみ世帯などの比率が、増加していくことになる。福井は人口流入率も人口流出率も日本で４番目に低い、非常に定住性の高い地域になっているが、２つの大都市圏から、遠すぎもせず、近すぎもせずというポジションにあることが大きな要因になっていると考えられる。福井は、通勤圏に関しても県内完結型で、通学や通勤で、県境をまたいで移動するものは100人に１人以下と少数派にとどまる。福井は職住近郊型社会という特性も備えている（表4-1）。

表4-1　福井県の人口動態

	福井県	全国	順位
人口転入率（転入者数／総人口）	1.24	2.03	44
人口転出率（転出者数／総人口）	1.49	2.03	44
流入人口利率	0.83%		
流出人口比率	0.66%		

（出所）総務省統計局『社会・人口統計体系』平成20年より筆者作成。

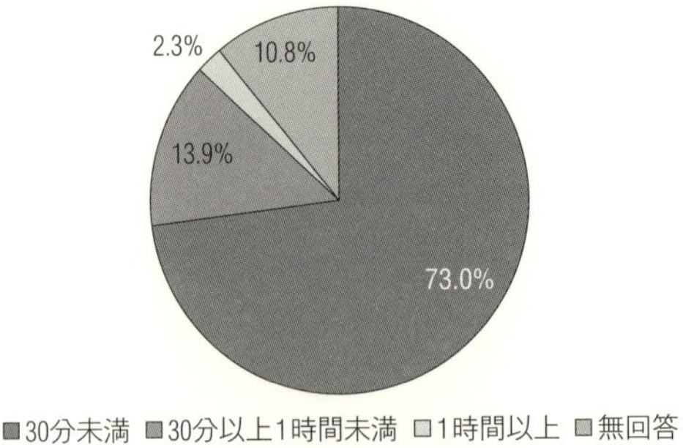

図4-1　福井県の片道通勤時間

（出所）平成19～20年福井県調査のデータをもとに筆者作成。

福井には、労働集約的な産業が多く立地しており、労働時間が長いという特徴もある。女性の月間平均実労働時間が日本で最も長いのが福井である。福井の職住近郊型社会という特性には、通勤時間を短縮する効果があり、そのことによって、労働時間の長さを相殺することが可能になる。東京圏のベッドタウンである千葉や埼玉の場合、片道の通勤に、１時間、２時間を要するものが珍しくない。これに対し、福井の場合、73％のものの通勤時間は30分以内におさまっている（図4-1）。

職場までの移動時間が10分、20分程度のものも少なくない。通勤に要する時間の長さは、時間の使い道の自由度に大きく影響する。職住近郊は福井の大きなメリットであり、女性の就労と出産、子育てが両立可能になっている理由の１つになっていると考えられる。

(2) 福井県の産業構造と雇用

福井の地理的な位置は、産業構造とも関連している。製造業にとって福井のような立地はアドバンテージとなる。人口1000人当たり事業所数が日本で最多なのが福井であるが、１事業所当たりの平均雇用者数は全国で35番目の少なさである。福井の伝統産業である、繊維やメガネ、刃物などは基本的に労働集約性の高い産業である。労働集約性が高いということは、同じ額の利益を上げるのに人手が沢山いることを意味し、人間１人当たりの、労働生産性は低いということになる。福井の産業構造の特徴をまとめると、労働集約性の高い製造業を中心に、中小の事業所が数多く立地しているということになる。

こうした産業構造は雇用のあり方にも影響する。福井と全国の有効求人倍率

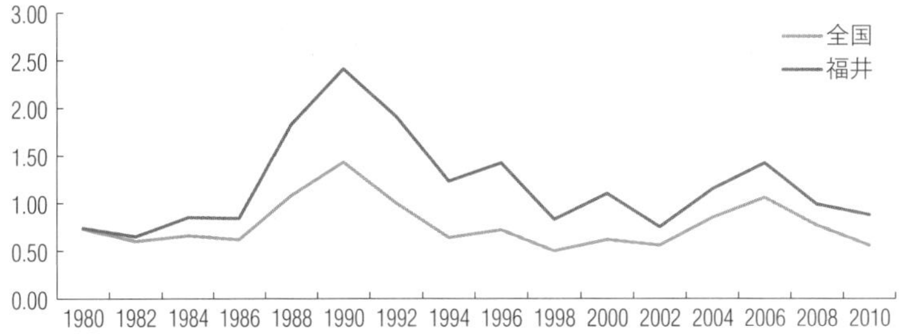

図4-2　福井県と全国の有効求人倍率の推移

（出所）厚生労働省『労働市場年報』をもとに筆者作成（期間または時点：年度平均）。

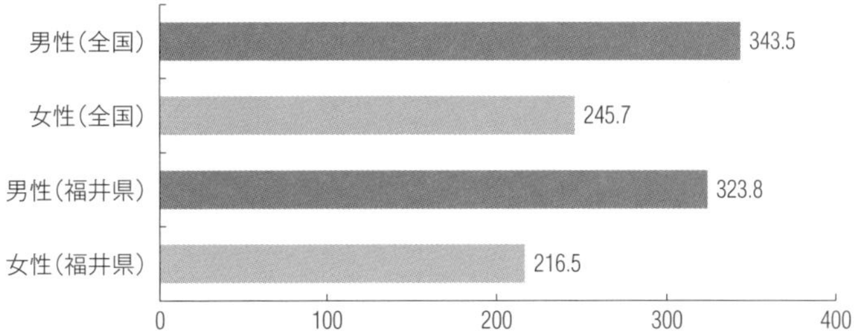

図4-3　福井県と全国のきまって支給する現金給与額

（出所）厚生労働省「賃金構造基本統計調査」平成20年をもとに筆者作成。

の推移をまとめたものが**図4-2**であるが、福井の有効求人倍率は一貫して全国平均を上回っていることが分かる。

働く場所が豊富にあり、職種や働き方を選ばなければ仕事を見つけ易いことも福井の大きな特徴の１つである。一方、中小企業が多く、労働生産性もそれほど高くないという産業構造は、給与面ではマイナスに作用し、賃金水準は男女とも全国平均を下回る（**図4-3**）。賃金水準の低さは、女性を労働力市場に向けて押し出すプッシュ要因として機能する。リーマンショックに際して、家計の逼迫を理由に、就業を希望する女性の数が増大し、そのことが失業率を押し上げる要因の１つになったことは記憶に新しい。福井の場合、働く場所の豊富さも特徴であるが、こちらは女性を労働力市場に引っ張り込むプル要因として機能する。福井の場合、プッシュ要因とプル要因がそろっており、このことによって、共働きがトレンド化しやすくなっていると考えられる。福井は三世代同居率も高く、ダブルインカムにとどまらず、働き手が３人以上のマルチイン

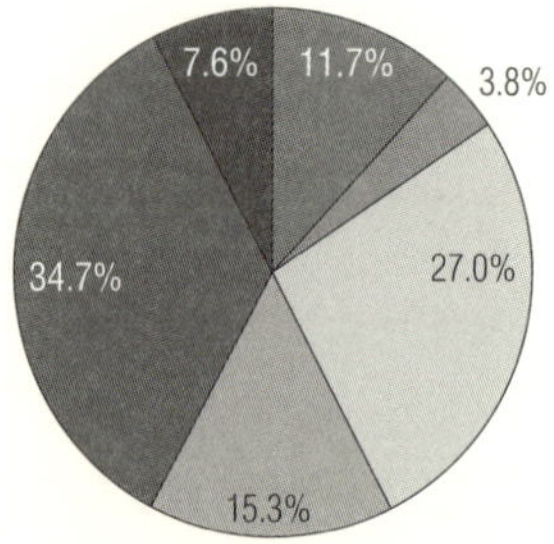

■同じ家屋内(2世帯住宅など)　■同じ敷地内の別家屋　□車で15分未満の範囲
■車で15～30分以内の範囲　■住んでいない　■無回答

図4-4　福井県の居住パターン

（出所）筆者作成。

カム世帯も見られる。共働き率の高さは、世帯当たりの収入や貯蓄額の多さに結実しているのみならず、何らかの理由で夫婦の一方が失業を余儀なくされた場合にも、世帯レベルで収入がゼロになるリスクを低減させるという意味で、経済的な安定性を向上させる機能をもつ。福井は、兼業農家率も高く、マルチインカムの経済的に非常に安定した社会構造になっている。

(3) 福井型の修正拡大家族

働く場所が豊富さは、人口流出を抑制する効果を持つ。福井の三世代同居率は日本で２番目に高く20.2%であり、全国平均8.6%の倍以上に達する。しかしながら、その福井でも、８割近くの世帯は三世代同居ではなく、三世代同居は少数派に留まる。

人口移動が少ないという福井の特徴は、三世代同居をしていなくても、近くに自分や配偶者の親世帯、あるいは、自分の子ども世帯が暮らしているという居住パターン（三世代近居）につながる（図4-4）。ここでは、福井型の修正拡大家族と呼ぶことにしたい。

子ども世代が親世代から独立して住居を構える場合にも、車で15分、30分で移動可能な距離に暮らし、頻繁に行き来を繰り返すことで、日常的なコミュニケーションや、家事や育児、介護の手助け、病気や急用時の援助、経済的な支援などを通して、相互扶助的なつながりを恒常的かつ緊密に維持するパターンが、福井の大きな特徴である。人口流入や人口流出が激しい地域では、子ども世代と親世代が遠く離れて暮らしているのが一般的で、家族間で日常的に相互

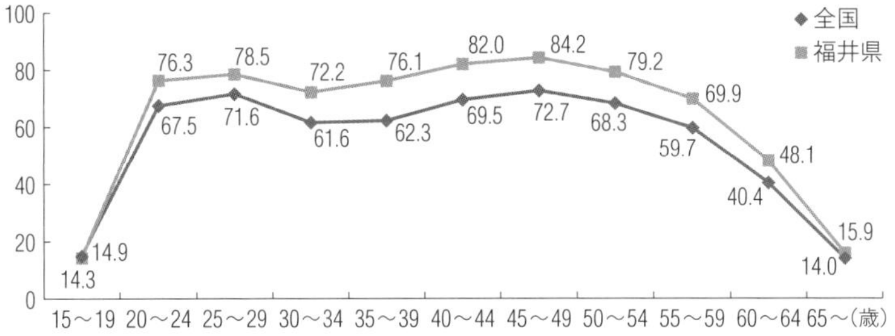

図4-5　女性の年齢別労働力率

（出所）総務省『国勢調査』平成17年をもとに筆者作成。

扶助を行うことは困難である。緊急時に、すぐに支え合うことが可能な家族間関係は、いろいろな意味で福井の暮らしやすさを高める働きをしていると考えられる。

2　女性の就労と出産・子育て

(1) 共働きと出産・子育て

ここでは、福井の女性の働き方と出生率の関係について概観する。日本の女性の働き方は、M字型就労と呼ばれ（**図4-5**）、子育て期に、１度、労働力率が大きく下がり、その後、子育てが一段落した時期に再び上昇することを特徴としている。多くの女性が、子育てを理由に、１度、仕事をリタイアしていることが分かる。日本は、女性が仕事を続けながら、子育てしにくい社会システムになっており、M字型の底の部分で10ポイント程度、労働力率が低下する。それに対して、福井の女性の就労率は全国平均よりも高い水準で推移し、子育て期にも全国ほど低下することはなく、ほぼ台形に近く、ヨーロッパの先進国のようなカーブを描いている。福井では、女性の就労と出産・子育の両立が容易になっていると考えられる。

国際的に見た場合、先進国では、福井と同じ現象が見られる。**図4-6**は、合計特殊出生率を縦軸、女性の労働力率を横軸にとり、OECD諸国の数値をプロットしたものである。先進国では、女性の労働力率の高い国ほど、子どもを多く産んで育てているという傾向が確認できる。一見すると奇妙な相関に思われるかも知れないが、先進国においては、女性が子どもを産んでも働き続けられる状況が整わない限り、家族は複数の子どもを産んで育てるという選択をしない

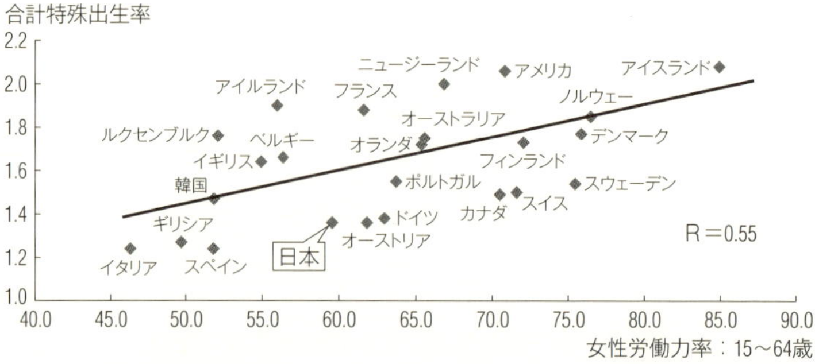

図4-6　OECD加盟24カ国における女性労働力率と合計特殊出生率（2000年）

（出所）平成18年版男女共同参画白書。

（できない）のだと考えられる。

グラフの右上には、ノルウェーやデンマーク、フィンランドのような、北欧の福祉国家が並んでおり、子育ての社会化に積極的に取り組んでいる国で、出生率が高くなっていることが分かる。逆に左下には日本や韓国、イタリアといった伝統的に家族主義の強い国が並んでいる。母親が自ら育児を行う方が、子どもにとっても、母親にとっても幸せであるという考えから、子育ての社会化にあまり力を入れてこなかった国では、子どもを産むと仕事が続けられない状況に陥りがちである。一方では、若年層を中心に雇用の流動化が進んでおり、若い世代にとって、安定的に経済生活を営むことと子育ての両立が困難になってきている。子どもが複数欲しいと考えている夫婦の割合は依然として高いが、経済的な理由から複数の子どもを選択ができないケースが増えてきている。

(2) 福井県の地域特性と共働きと出産・子育ての両立

福井の場合も、北欧の先進国と同様に、合計特殊出生率の高さ（図4-7）は、仕事と子育ての両立によって達成されていると考えられる。両立を可能にしている要因としては、下記の３つを挙げることができる。

まず、県や市町による手厚い育児支援施策が挙げられる。例えば、「ふくい３人っ子応援プロジェクト」では、３人目以降の子どもについて、妊婦検診費から子どもが３歳になるまでの保育料などが原則無料化されている。病児デイケアなどの取り組みも進められている。両親が共働きの場合、子どもが急病になっても、どちらも仕事を休めないことがある。そうした場合に、看護師のい

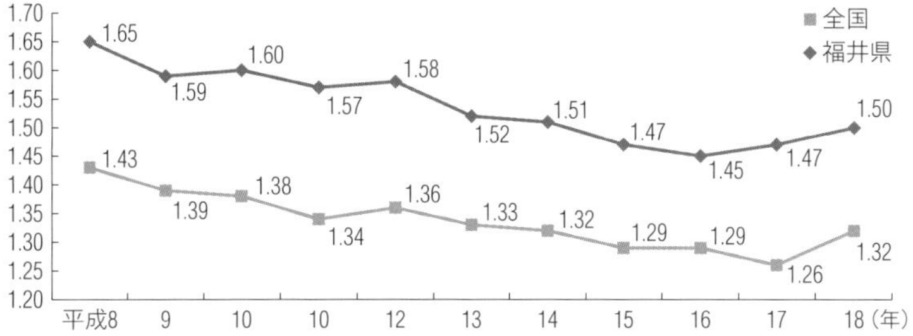

図4-7　福井県と全国の合計特殊出生率の推移

（出所）厚生労働省統計情報部『人口動態統計』、総務省統計局『国勢調査報告』及び同『人口推計年報』をもとに筆者作成。

る施設で、病気の子どもを預かってくれるサービスが、病児デイケアである。

次に、ボランティア活動の層の厚さを挙げることができる。福井は、ボランティア活動の年間行動者率が全国で４番目に高い地域であり、地域住民による相互扶助がよく行われている。シルバー人材センターなどを活用した「すみずみ子育てサポート事業」や地域の看護師や保育士のOBに子育ての相談役になってもらう「子育てマイスター制度」などの取り組みも行われている。

最後に、同居していない場合でも、子育て世代から見て、親世代が近くに暮らしているという居住パターンを挙げることができる。子どもを保育園に預けていて、早朝保育や延長保育が利用可能な環境だとしても、共働きと子育てを両立しようとすると多様な問題が発生する。例えば、子どもが急病になった場合に、誰が病院に連れていくのかといった問題である。集団保育では、子どもが病気をもらってくることもまれではない。そうした場合、共働きの核家族だと、両親のどちらかが仕事を休む必要が出てくる。回数が多くなると、その度に仕事を休むことが困難になっていくことは想像に難くない。逆に、両親が病気になったり、急用ができたりした場合も送り迎えの問題が発生する。延長保育を利用している場合にも、急に残業が入ると対応できないケースも出てくるであろう。こうした緊急時に、病院や保育園への送迎、子どもの一時預かりなどを気がねなく頼めるものが身近にいれば、共働きと子育ての両立可能性は大幅に向上する。福井の場合、三世代同居ではないケースでも、児童から見て祖父母に当たる存在が近くで暮らしている場合が多く、こうした緊急時の対応を依頼しやすい環境にある。女性の就労と出産・子育ての両立が可能になるかどうかの分かれ目は、こうしたちょっとした融通が利くか利かないかにあること

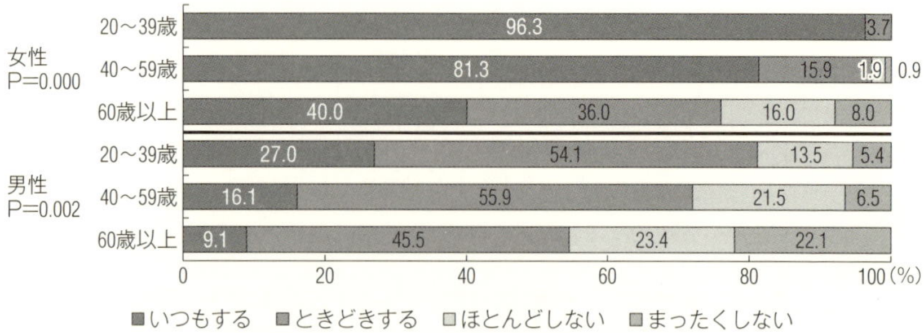

図4-8　育児・しつけの実施頻度（性別・年代別）

（出所）福井県「男女共同参画に関する意識調査」平成22年のデータをもとに筆者作成。

が多く、決定的な違いを生み出す要因になりがちである。人口移動の激しい地域の場合、子育て世代から見て親世代（児童から見て祖父母）が揃って健在であっても、遠く離れて暮らしているケースがほとんどになり、福井の場合のような融通を利かすことが困難になる。

福井県が、20歳以上の福井県民2000人を対象に、平成22年７月に郵送法で実施した『男女共同参画に関する意識調査』（有効回収率54.0％）では、身近に乳幼児がいるものに、育児・しつけの実施頻度を、４段階に分けて尋ねている（**図4-8**）。子育て世代に当たる女性のほぼ全員が「いつもする」と回答している。これに対して、子育て世代に当たる男性は、他の家事に比べれば積極的に子育てを分担しているものの、「いつもする」と回答したものの割合は27.0％にとどまる。60歳以上の女性（身近に孫のいる祖母）と子育て世代の男性を比較すると、「いつもする」と回答したものの割合は、60歳以上の女性の方が13ポイント高くなっている。60歳以上の男性（身近に孫のいる祖父）で、「いつもする」と回答したものの割合は、9.1％に過ぎない。子育て世代から見て、身近で暮らしている自分や配偶者の母親の存在が、子育ての重要なサポートになっていることがうかがえる。最近ではイクメンと呼ばれる育児を積極的に分担する男性が増えてきているが、それでもはやり母親の負担の方が、父親に比べるとはるかに大きい。緊急時のサポートが得られないために、仕事と子育ての両立を諦めざるを得ない女性も多いと考えられる。福井の場合、子育て世代の両親に当たる世代、特に、母親が身近に暮らしていることが、育児に関する女性の世代間の垂直的な分担を容易にしており、女性の就労と出産・子育ての共立可能性を高めている。ここでも定住性の高さが、重要なポイントになっている。

表4-2　福井県の女性の就労状況

	福井県	全国	順位
共働き世帯率	53.1%	47.8%	1位
女性の月間平均実労働時間	177時間	171時間	1位
女性の労働力率	53.1%	43.0%	1位
女性の正規職員の割合	39.6%	26.6%	2位

（出所）総務省『国勢調査』平成17年をもとに筆者作成。

表4-3　就労者のうち管理的就業従業者に占める女性の割合

就業構造基本調査（総務省）	平成14年	平成19年
福井県	7.01%	9.73%
全国	11.04%	11.16%
順位	46位	28位

国勢調査（総務省）	平成12年	平成17年
福井県	8.89%	9.38%
全国	11.18%	11.92%
順位	44位	47位

（出所）総務省『就業構造基本調査』平成14年、19年、および、『国勢調査』平成12年、17年、をもとに筆者作成。

(3) 福井県の問題点

女性の就労と出産・子育てが両立されている点で、福井は全国から注目されているが、残念ながらマイナスの側面も存在している。男女の現金給与額の格差について見ると（図4-3）、全国平均でも、女性の賃金は男性の71.5%にとどまり、大きな格差が存在している。福井の格差は、全国平均よりもさらに大きく、女性の賃金は男性の66.9%となっている。

福井は女性の就労率が高いだけでなく、女性の労働時間の長さも全国1位であり、働き方に関しても、パートやアルバイトが多いわけではなく、正規就労の割合が全国で2番目に高い（表4-2）。子育て期に仕事を1度リタイアすると、再就職する場合、正規の働き方をするのは難しく、賃金水準は大きく低下することになる。福井の場合、働き続けている女性が多いにもかかわらず、全国平均よりも男女の賃金格差が大きいのは、管理的な地位についている女性の割合が低いことが主要な原因であると考えられる。福井の女性管理職の割合は、全国で最低レベルにとどまっている（表4-3）。

福井は就業面での女性の社会進出が進んでいる一方で、男性による家事分担は進んでいない。「男は仕事、女は家庭（家事や育児）」という考え方に対する賛否を尋ねると、全国に比べて、福井で賛成する人の割合が高くなる。全国一の共働き県で、「男は仕事、女は家庭」という考え方が根強いのは奇妙な感じがするが、女性が働くのは当然という前提のもとで、さらに家事・育児・介護も女性が中心になって担うべきであると考えられているようである。その結果、女性は多重負担を背負い込むことになりがちで、時間的なゆとりに乏しいライフスタイルを強いられることになる。忙しさのあまり、管理職を目指そうというモチベショーンを維持できない女性が数多く存在することは想像に難くない。福井県は、管理的な職業のみならず、町内会長（自治会長）に占める女性の割合や、県会議員県・市町会議員に占める女性の割合も全国平均を下回り、様々な領域での方針決定過程への女性の参画が十分に進んでいるとは言い難い。健康長寿という面からも、女性の多重負担の解消、ワーク・ライフ・バランスの確立が必要であるといえるだろう。

3 家族のあり方と健康長寿

(1) 共働きと健康長寿

最後に、福井の家族のあり方と健康の関係について概観していきたい。精神的な健康度を測るGHQ-12という指標（数字が小さいほど健康度が高いことを意味する）と収入面の満足度や人間関係の満足度との関係を調べると、満足度が高い人ほど精神的な健康度が高いという関係が確認できる（表1-9）。

個人の収入と収入面の満足度の関係を調べると、収入の多い人ほど、収入面の満足度も高いという関係になっている。世帯当たりの収入に関しても、個人の収入と同様の傾向があり、収入の多い人ほど満足度が高くなっている。福井のダブルインカム、マルチインカムの働き方は、収入面での安定性や満足度を高める働きを通して、精神的な健康につながっていると考えられる。

年収とGHQ-12との直接的な関係（表4-4）について、Spearmanの順位相関係

表4-4　収入と精神的な健康度(GHQ-12)の相関関係

		個人の年収	世帯の合計年収
全体		−0.188**	−0.069*
性別	男性	−0.081*	−0.061
	女性	−0.116**	−0.068*
年齢	20〜39歳	−0.126*	−0.148**
	40〜59歳	−0.082	−0.121**
	60歳以上	−0.197**	−0.118**

（注）*は5%水準、**は1%水準で有意。
（出所）筆者作成。

表4-5　気がねなく話せる家族数と精神的な健康度（GHQ-12）の相関関係

		気がねなく話せる同居家族数	気がねなく話せる別居家族数
全体		−0.183**	−0.074**
性別	男性	−0.194**	−0.102**
	女性	−0.164**	−0.100**
年齢	20～39歳	−0.174**	−0.020
	40～59歳	−0.191**	−0.032
	60歳以上	−0.154**	−0.056

（注）*は5%水準、**は1%水準で有意。
（出所）筆者作成。

数を求めると、全体で集計した場合、個人年収および世帯の合計年収の高さと精神的な健康度の高さに有意な相関が見られる。男女で分けて集計すると、男性では世帯の合計年収との間に有意な相関が見られず、年代別にみると、40～59歳の年齢層で個人の年収との間に有意な相関が見られない。相関係数の値はそれほど高くなく、性別や年代によって多少のばらつきも見られるが、全体的に見て、個人の年収や世帯の合計年収の高さは、精神的な健康度にプラスに作用すると考えられる。福井の共働き率の高さとその成果としての世帯あたりの収入の多さは、精神的な健康度を高める要因の１つであると評価できる。

（2）家族関係と健康長寿

次に、家族との関係についてみると、家族との関係の満足度が高い人ほど、精神的な健康度が高い傾向がみられる（表4-5）。気がねなく話せる家族の数が多い人ほど、家族との関係の満足度が高いという関係も確認できる。

気がねなく話せる家族の数とGHQ-12との直接的な関係について、Spearmanの順位相関係数を求めると、気がねなく話せる同居家族数に関しては１%水準で有意な相関がみられ、気がねなく話せる同居家族が多いほど、精神的な安定度が高くなる傾向が見られる。相関係数の大きさ（−0.183）から考えても、居家族との良好な関係は、精神的な健康に、少なからず寄与していることが分かる。気がねなく話せる別居家族の数に関しても、５%水準で有意な相関が認められるが、相関係数の大きさは−0.074にとどまり、同居家族に比べて、別居家族との良好な関係が、精神的な健康度に与えるプラスの影響は小さいと思われる。男女別に集計しても上記と同様の傾向が見られる。年代別に集計した場合、気がねなく話せる同居家族数の効果は確認できるが、別居家族数の効果は

表4-6　同居家族数と気がねなく話せる家族の数の関係

		気がねなく話せる同居家族数	気がねなく話せる別居家族数	気がねなく話せる同居家族数と別居家族数の合計
同居家族数	相関係数	0.344	−0.191	0.086
	有意確率(両側)	0.000	0.000	0.000
	度数	1685	1685	1685

（出所）筆者作成。

確認できなくなる。

気がねなく話せる家族の数の多さは、精神的な健康度にプラスに作用するが、その効果は、別居家族に比べて、同居家族の方が大きいと考えられる。

同居家族の数と、気がねなく話せる同居家族数、気がねなく話せる別居家族数の関係（Spearmanの順位相関係数）を見ると（表4-6）、気がねなく話せる同居家族の数は、同居家族の数に比例するのに対して、気がねなく話せる別居家族の数は、同居家族の数が少ないものほど多いことが分かる。気がねなく話せる関係を、同居家族から確保できないものが、別居家族にそうした関係を求める結果であると考えられる。気がねなく話せる同居家族数と別居家族数の合計は、同居家族の数と正の相関を示すが、上述の関係が存在するため、関連性はかなり小さくなる。

(3) 家族と地域特性

次に、家族の在り方が地域特性によって、どのように異なっているかについて概観していきたい。同居家族の数を比較したものが図4-9である。

単身者の割合は、東京圏のベッドタウンで人口移動の激しい平塚市（神奈川）で15.7%と最も高い。これに続くのが、香美市（高知）の12.3%、守山市（滋賀）の10.5%、板柳町（青森）の9.0%で、守山市の場合は京阪神のベッドタウンで人口移動が大きいという平塚市と同様に要因が、香美市と板柳町の場合は、高齢化と過疎化の進展という要因が働いていると考えられる。現在、日本では、単身世帯や夫婦のみ世帯が増加しているが、人口流入地域では若年層を、人口流出地域では高齢層を、それぞれ中心にして事態が進行するというコントラストがみられそうである。家族数が5人以上の割合が30%を越えるのは人口移動の少ない南越前町（福井）、小松市（石川）といった北陸地方や、出稼ぎ地域である板柳町（青森）などである。

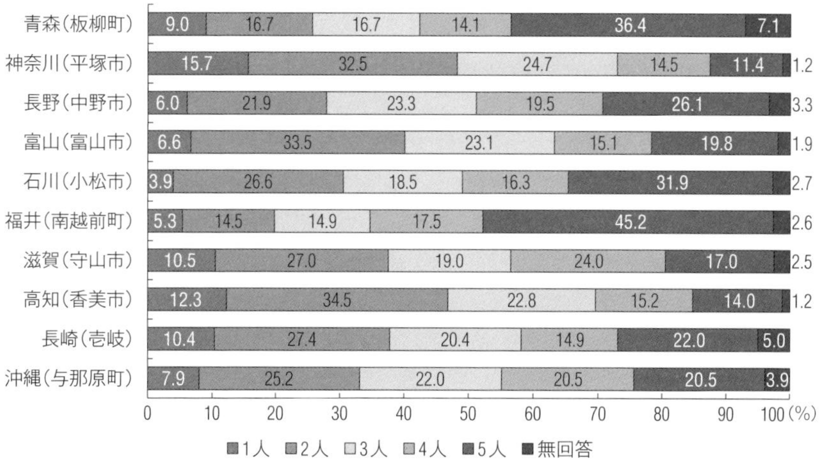

図4-9　同居家族数の地域間比較

（出所）筆者作成。

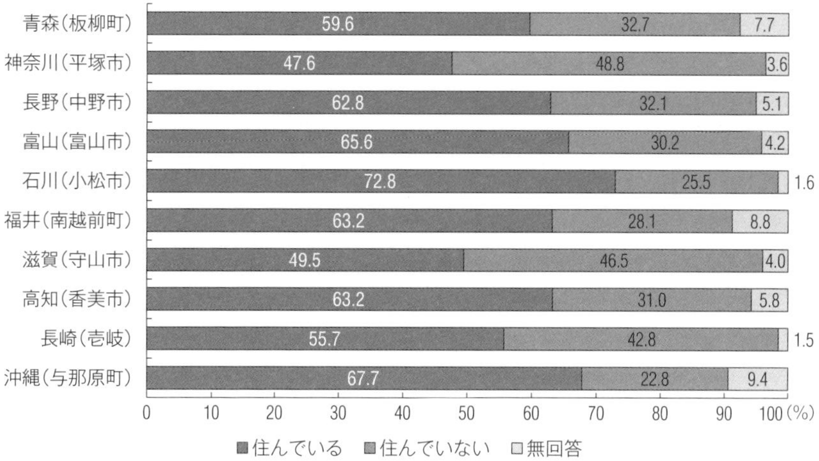

図4-10　30分程度の距離に自分や配偶者の親もしくは子どもが住んでいるか

（出所）筆者作成。

30分程度でいける範囲に自分や配偶者の親もしくは子どもが住んでいるかどうかをまとめたものが**図4-10**である。

住んでいるという回答が50%を切るのは、平塚市（神奈川）と守山市（滋賀）の2地域で、いずれも人口流入地域である。

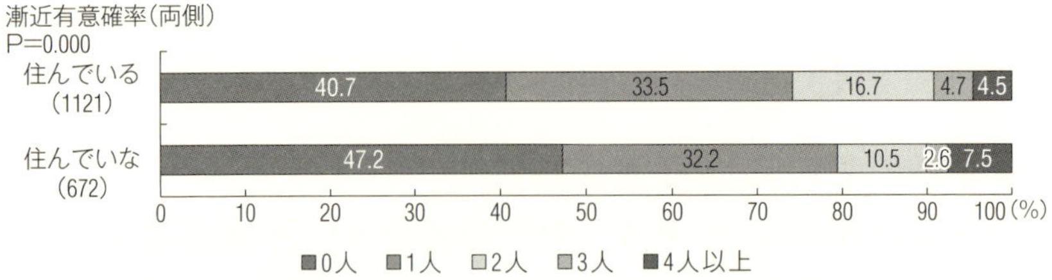

図4-11　近居家族の有無と気がねなく話せる別居家族数の関係

（出所）筆者作成。

30分圏内に親や子どもが住んでいるかどうかと、気がねなく話せる別居家族数の関係をまとめたものが**図4-11**である。住んでいないと回答したもので、0人という回答が多く、逆に2以上いるものは、住んでいると回答したものに多い。別居家族と気がねなく話せる関係を形成・維持していく上で、地理的な近接性が重要な要素の1つになっていることがうかがえる。

おわりに

第1章で概観したように、家族の在り方（気がねなく話すことのできる家族の数）は、生活習慣や食習慣、運動習慣を良好に保てるかどうかに影響を与えることで、身体的な健康の維持と結びついている。精神的な健康の維持に関しては、直接的な影響を及ぼしている。

家族の在り方は、地域特性と関連しており、人口流入地域、人口流出地域、定住地域といったタイプごとに、及ぼす影響が異なってくる。人口流入地域では、若年の単身世帯や夫婦のみ世帯が増加するが、親世代からの育児支援を受けることが困難であるため、女性の就労と出産・子育ての両立が難しくなり、出生率の低下を招くことになる。人口流出地域では、高齢の単身世帯や夫婦のみ世帯が増加するが、家族数の減少は、気がねなく話すことのできる相手の減少に結びつき、高齢者の精神的な健康を損なう可能性が高い。福井の定住性の高さは、共働きと出産・育児の両立可能性を向上させることで人口の再生産に寄与し、気がねなく話すことのできる家族関係を形成・維持していくことで高齢者の精神的な健康度の向上に寄与していると考えられる。

第5章

福井県における高度兼業農村のソーシャルキャピタル（社会関係資本）と健康長寿

はじめに

今日、ソーシャルキャピタル（社会関係資本）と健康の関係が大きな注目を集めている。ソーシャルキャピタルとは、人々の間の協調的行動を促す「信頼」「互酬性の規範」「ネットワーク（絆）」をさす。この概念の近年の展開に大きな貢献を果たしたパットナムは、1993年に刊行した『哲学する民主主義』で社会関係資本の定義を「協調的行動を用意にすることにより社会の効率を改善しうる信頼・規範・ネットワークなどの社会的仕組の特徴」とした。社会科学上の概念としてのソーシャルキャピタルには、パットナムに見られる集団的なものを中心的におく視点とともに個のネットワークを重視するものもあり、新しく展開しつつある概念として様々な視点を内包しているが、現代社会の問題群を説く１つの中心概念として、様々な研究分野で大きく注目されてきた。

この「人や社会の間のネットワーク（絆）」としてのソーシャルキャピタルは、健康論との関係でも大きな注目を集めてきた。その論点には様々な違いは見られるが、その視点の１つは経済的な格差が人々の間に健康状況の差異をもたらすというものである。こうした視点からの研究は、カワチらの研究に見られるように先進社会と低開発社会の間にある所得の格差と平均寿命などとの連関を明確にするとともに、所得格差が社会のソーシャルキャピタルを損ない、健康長寿状況を低下させる側面を明らかにしてきた。

しかし国家の内部の健康長寿状況とその地域差をこうしたソーシャルキャピタル論との関係でとらえる研究はこれまで必ずしも広く展開してこなかった。こうした健康長寿研究の地域論的研究におけるソーシャルキャピタル視点の欠落状況の背景には、これまでの地域論的な視角からなされる健康長寿研究の多くが「食生活」論などに偏り、その結果として長寿要因を環境決定論的な固定的・本質主義的なものにしてきたことがある。

こうした中で筆者らは、これまで福井県の健康長寿状況を他県との比較でその要因を「こころ・からだ・しゃかい」という３つの視角から複合的・総合的に取り出す研究を重ねてきた。この中で明らかになったことは、従来、健康長寿要因として検討されてきた「からだ」や「こころ」の要因だけでなく、「しゃかい」のあり方がその地域社会の「健康長寿」を下支えする側面として極めて重要であり、これは上記で述べたソーシャルキャピタル論と健康論をめぐる昨今の研究動向とも極めて連関することがらである。

そして健康長寿要因として「しゃかい」の観点を取り入れることの重要性は、地域動態を受け止める主体の状況の変化に目を留めることができることだろう。地域の健康長寿状況はドラスチックに変容するが、これまでの「からだ」論を中心にする要因論は、地域の健康長寿状況を固定的にとらえる。一方、「こころ」論の多くは社会との連関を持つことが少なく、社会経済の変容の中での地域の健康長寿状況をとらえるものにはなってこなかった。ソーシャルキャピタルの高さは、「こころ」の健康の高さと密接に連関するものであるが、「こころ」論からする健康長寿論は、ソーシャルキャピタルの構造的な状況の変化そのものに目をそむけ、個を越えて集団の「こころ」の健康論としての視角を持ってこなかったともいえるだろう。

福井県においてはこのソーシャルキャピタルをめぐって、全国的に見ても突出した特色があり、福井県の健康長寿論の要因ともつながっている。福井県において、「転入・転出者が少ない」という突出した社会的特質は、福井県人同士の結婚が多く見られるという現象とともに、三世代同居、近隣に親・兄弟が居住という家族の共住状況を生み出している。この社会状況は、健康長寿を実現していく上で、後述するように、高齢者にとって極めて有利な状況を作り出すことになる。しかしこの「伝統的」と思われる社会的特性も、現代的な社会変動の中で、再構成されたものである。

本章の目的は、この健康長寿状況とソーシャルキャピタルの関連を農村の兼業化という社会動態の中でとらえ、福井の長寿状況の特質を明らかにすることにある。福井においてはこの兼業化は、現代的な社会現象としての共働きの高い比率や農村兼業化という次元を超えて、今や農村在住者が家持ち田畑持ちサラリーマン社会を形成しつつある、福井県の農村社会のあり方とも深く連関しつつ展開している。農村兼業化は農村生活全体の変容を明示化するものであり、農村間の生活の特質の地域的差異を農村伝統の差異とともに現在の経済社会との対応の差異を示すものでもある。

本章では、次の「1」で福井県の健康長寿・農家兼業・コミュニティの動態をとらえ、「2」では福井県の兼業深化の状況を検討する。「3」・「4」では、福井県の農村の高度兼業化状況を農村定住型サラリーマン社会として分析する。「5」・「6」ではその中でのソーシャルキャピタルと健康長寿要因のあり方を検討する。

1　健康長寿・農家兼業・コミュニティの動態

福井県は平成12年に男女とも全国２位になり、それ以降長寿県として知られるようになったが、歴史的に全国でトップクラスの長寿県としての地位を保ってきたわけではない。福井県の平均寿命の推移は序章の**表1**で見たように、男性は、大正10～14年は44位（37.97歳）、大正15～昭和５年は45位（40.50歳）、昭和10～11年は46位（40.43歳）と極めて低い状況にある。これが戦後一貫して平均寿命は延び続け、しかもその中での比率は他県と比較して急速であり、昭和34～36年は19位（65.53歳）、平成２年は２位（76.84歳）となった。

一方女性の平均寿命に関しては、大正10～14年は46位（37.14歳）、大正15～昭和５年は46位（39.71歳）、昭和10～11年は46位（40.70歳）と男性と同じく極めて低い状況であった。女性の場合も戦後一貫して平均寿命は延び続けたが、男性と比較すると全国の中での順位の伸びは遅れ、昭和50年は22位（76.81歳）、平成７年は12位（83.63歳）、平成12年に２位（85.39歳）となった。このように福井県が健康長寿で全国的に高い位置を得るようになったのはずっと以前のことではなく、むしろ近年の現象であるということに留意しておく必要がある。

今でこそ健康長寿に誇りを持てるようになった福井県民もかつては、全国でももっとも短命というような厳しい時代を生きていたのである。そしてこのような福井県の近年の健康長寿度の高まりは、富山、石川県と同じ経過をたどった共通性を有してきたのだといえるだろう。ここには、健康長寿という視点から見る時、北陸型という地域社会の生活のかたちが下支えしているのを見い出すことができる。ここではまず、その共通する側面のいくつかを取り出しておこう。

福井県において「転入・転出が少ない」という突出した社会的特質は、福井県人同士の結婚が多く見られるという現象とともに、三世代同居、近隣に親・

兄弟が居住しているというような家族の共住状況を生み出している。福井におけるがっしりとした家のつくりは、大家族が居住生活できる容器として機能してきたとも言われている。第１章の図2でみたように、一人当たりの住宅の面積は、富山が１位、福井が２位、石川が４位となっている。ここに示されるように、福井県、石川県、富山県には非常に類似した１つの北陸圏としての世界が展開しているというふうに見える。

第１章で見たように、労働人口比率の県別の順位で、新興長寿県の福井県、石川県、富山県はいずれも高い。特に女性が非常に高いと言える。その中で、福井県の女性部門の労働力の、人口比率は１位である。これは本当に傑出している状況だ。男女共同参画社会という視点から見たら福井は、女性の外部での働きというのは既に実現されていると言える。そして同時に、男性は農地所持率も高い。そして福井県の農村の特質を捉えるためには、福井県全体の産業構造とその中での農業の位置を捉えておく必要がある。

また第１章で見たように、福井県、石川県、富山県というのは一見すると田舎だと思われるが、福井県の第１次産業比率は非常に低い。いわゆる農業とかで暮らしてる人というのは非常に少ないといえる。このことは青森県､秋田県、岩手県という、かなり遠隔地にあるところ、それから高知県、宮崎県とは全然違うもので、例えば高知県は第１次産業比率というのが４位、宮崎は３位である。

そして、農業者もほとんどが第２種兼業で、その割合は突出して高く、農業に依存する率は低い。ここには農業からの収入はなくて暮らしていける、農村定住型のサラリーマン社会がすでに展開している。このような福井県の特に高度成長以降の生活の仕組みのあり方は、福井県の内部の高い就業機会に支えられて実現しているわけであるが、この社会のあり方は高齢者に、意図せざる形で大変有利に働く。

高度に深化した第２種兼業というものを展開していくような、福井県の今の社会のあり方を必ずしもみんなが望んだかどうかわからない。しかし結果としては福井の中ではほとんどこのような状況にあり、農村に住んでいる人も、いわば家持ちのサラリーマン型の農村住民として暮らしている。

2 福井県における第二種兼業農家のひろがり

福井県には伝統的に非常に大家族的な生活のつながりがあり、今日でもそれは変容しながらも同じ敷地の中で家の異なる三世代居住や近隣居住など修正拡大家族というかたちで維持されている。この章では、このような福井の家族のあり方、コミュニティのあり方というものの背後に、さらにこのような社会のあり方を下支えする福井の社会経済的な状況を考えてみよう。ここでは特に、福井の農業の高度の兼業的特徴からそれによって支えられるソーシャルキャピタル［稲葉 2011；Kawachi and Kennedy 2002；Kawachi, Subramanian and Kim eds. 2008］がどのように福井の健康長寿を支えているかということを考える。

農業をしている人の中にも、専業で農業をしている人と、兼業で農業をしている人がいる。専業とは、基本的にその家の収入が農業に依存している生活者である。兼業とは、非農業的な収入があり、その中で突出して非農業収入の割合が高いものが第２種兼業農家である。

福井県の農村は確かに農業もしている。敦賀あたりから電車に乗って福井市まで来たら、農村風景が広がっている。しかしその生活者のレベルでいえば、兼業的な側面が強い。しかも非常に高度な第２種兼業の極限とでもいうようなものをなしている。そしてそのことが、後述するように意図せざるかたちで、農村における健康長寿という現象とリンクしてくる。

この話をさらに前に進めるために、ここではまず一般論として現在の兼業農家に関する見方について紹介する。今日農村社会学の中には、兼業農家が最も安定した暮らしをしていると論じる人がいる。例えば熊本大学の徳野貞雄などはそういったことをかなり主張されており、このような視角はこれまでの兼業農家に対するイメージと大きく異なる［徳野 2009］。

かつては兼業というのは、農業が十分にできないから稼ぎ仕事に出ていくとか、専業が本来の姿であるが、それができない人が兼業農家になっているという見方であった。兼業農家に対するこういう基本的な考え方があり、今の農政の中でもそういった考え方が残っている。しかし現実には、その収入のあり方、生活の暮らしぶりから見ると、とてもこれまでの理屈では合わないような現象が出てきている。これは基本的に、高度成長以降の日本の農村のあり方の特徴でもあり、こういう兼業農家に対する視点の転換は、これまでの専業優位の視点というものをもう１回見直すということにもつながっている。

確かに田舎の、通常兼業の人の収入は少ないかもしれないが、明らかに農家は基本的には自給でき、その分の余裕がある。それから、生活財も、地域の中で用を足せるものが多い。何よりも、都会のサラリーマン世帯の非常に狭い生活のあり方と比べると家屋の広さといった点も全然ちがう。そして70歳時点での仕事で言えば、農村には農業を趣味でやるというようなことがある。それから農村に暮らしていれば、自分の葬式に間違いなく地域の人たちは出て来てくれる。家族も三世代居住が可能になるということが考えられる。しかも、所得に関しても、福井のように共働きが一般的であるような地域であれば、これが２倍になるわけであり、所得まで兼業農家のほうが高くなるということが実際に起きている。

福井も含む新興長寿県北陸地域の農村においては、農家の兼業化それも非常に際立った第２種兼業化へ進むという特質があり、それが後でも述べるように、意外なところで健康長寿というものを下支えしているような側面がある。そして通常、健康と幸せというものが重ねて考えられるように、日本の幸福度の高い地域が、この北陸に集中している。例えば最近、法政大学の坂本光司教授が行った調査［坂本 2011］では、日本の県別の幸福度を生活家族部門、労働企業部門、安心安全部門、医療健康部門といった部門を対象に10段階評価して福井県は幸福度が１位であった。富山、石川も高い位置にある。これに対して、資料の取り方によって随分異なる結果が出てくるのではないかという意見がある。しかしこの調査結果も全く根拠がないわけでもない。なぜなら、健康長寿の社会的要因とみなされる就業率の高さ、そしてそれを支える就業構造、共働きによる一軒当たりの収入の高さなどは、健康長寿を支えるとともに、生活満足度を支える指数にもなっているからである。

3　農村定住型サラリーマン社会の誕生

このような北陸の地域の高度な農家の第２種兼業農家の特徴はすでに触れたように、都市に近接した農村域として、誘致された企業も多く、就業機会が高いことや、もともと伝統工芸などの中小企業が地域に根付いて安定した兼業的農村の生活構造を形作ってきたということが背後にある。この地域の農村もすでに述べた＜兼業農家＞地域社会の宿命として、かつては極めて苦しい生活を強いられてきたが、高度経済成長以降は、この農家の不安定だった兼業部門を安定的な収入を確保できる安定的兼業に置き換え、いち早く安定的な暮らしを組み立ててきた。後述するように、この地域の農家の中では、兼業で農業を行うといっても、農業者としての意識はすでになく、農村で農地を持ちながらもサラリーマンとしての意識を強く持っている人たちも多いと言える［福井県立大学健康長寿研究総括班 2009］。

ここでは、このような安定した農村定住型のサラリーマン社会の特徴をより詳しく明らかにするために、南越前町で調査をした。この地域の特徴というのは、福井の中でも平地農村型という特徴を持っている。その南越前町の南条地区では北陸線の沿線にあり、武生の近隣に位置していて非常に豊かな田園地帯が広がっている。しかしその地域では非常に早い時期から、工場の誘致が相次いだ。それまでも南条地域に繊維産業があったが、それは基本的に家の中での家業としてやることが多かった。しかしながらこの高度成長期に、いろいろな工場が誘致されて、そこに働きに行くという形での通勤兼業というものが展開し始める。そういった中で、高度成長期まで自給的な農村というものが意識されていた農村が、急速に非自給的農村に変わっていく。

このように福井の農村地域では劇的な変化というものがあったわけで、福井の中では、この地域以外の平地農村部でも、割合同じような、類似した現象としてこうしたことが起こった。この中で、兼業農家の状況が随分変わったわけである。かつての福井の農家もその当時から割合機織りなどの仕事もしながら、副収入を得るような農家が多かった。しかし以前の農家兼業では家業としての農業と、副収入を得るための家内仕事でも女性は非常に過重な労働を強いられて、ある面で健康を損なうようなものにもなっていた。しかし、高度成長以降の流れの中では、それまで培ってきた兼業農家のあり方というものが非常にうまく近代化に適応して、男女がともに働きながら、高収入を得る世帯というものを実現していくというかたちがうまれている。

そういった南条地区の農家兼業のあり方をより細かく見てみる。**図5-1**で示されるように、30歳代の人たちは100％稼ぎに行っている。男女共働きで、みんなが家族総出で、何らかのお金を得られる仕事に出ている、そういった状況があるということである。これは、「当たり前だ」と思われるかもしれないが、確かに福井は基本的に、女性が働くということが当たり前の世界であり、これは全国で比較すると極めて突出した現象である。

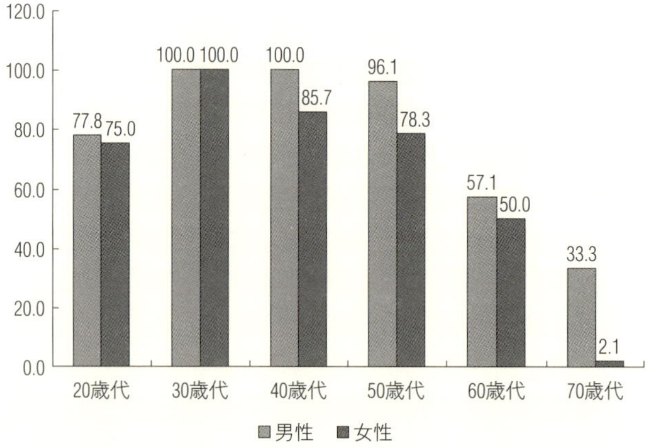

図5-1　年齢別に見た南越前町の男女の就業別状況

（出所）筆者作成。

特に、かつての兼業というのは日雇い的兼業であった。毎日必ず仕事があるというのでなく、仕事があった時にはその仕事をするけれどもそうでない時もあり、非常に不安定な兼業形態であったのが、恒常的な兼業というものにつながる中で、この兼業農家の意味そのものが随分大きく変わった、ということができる。このような日雇い的兼業から恒常的兼業へという変化は、いずれの地域においても見られるが、特に福井県においては、高度経済成長の間に極めてドラスチックに変化し、突出した安定第２種兼業農家を生み出してきた。**図5-2**に見られるように、福井の南越前町の調査地である南条地区は純平場農村ともいえるところで、田畑を持った住民が暮らしているが、住民の65.4％までは恒常的兼業先を持っており、非農業世帯が多いと考えられる他の調査地と比較しても非農業就業先が安定的であり、農村定住型サラリーマン社会の成立を裏付けるものとなっている。

この福井の農村での恒常的な非農業業種への就業による農村の安定的な生活の様態は、青森などいまだ常勤勤務が34％にとどまる地域と比較すると際立ったものだといえるだろう。実際に調査地の農村である南条地区の人々は、農村に住み、農地を持ち、家業としては細々であれ、農業を続けているにもかかわらず、自らを「サラリーマン」と位置づける。仮に農業をするとしてもサラリーマンという仕事を前提として、農業を生活の中に位置づけるのであり、農業に生きるというような「農業者」としての精神は、そこに見出すことは難しくなっ

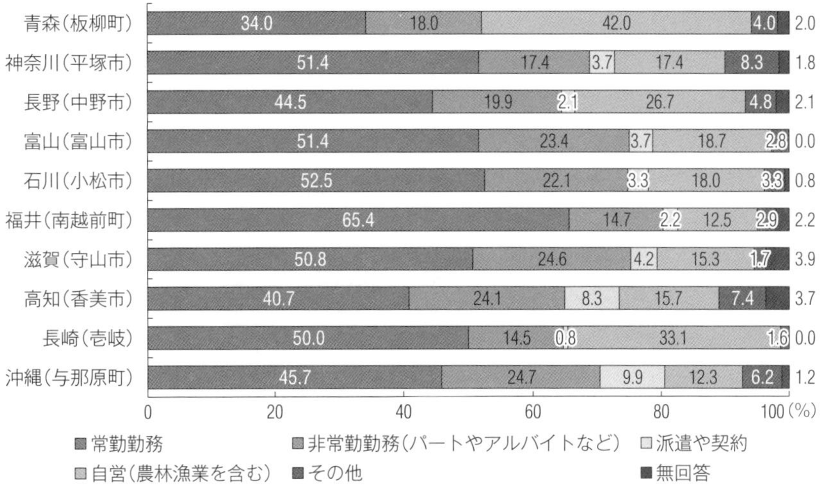

図5-2　雇用形態

（出所）筆者作成。

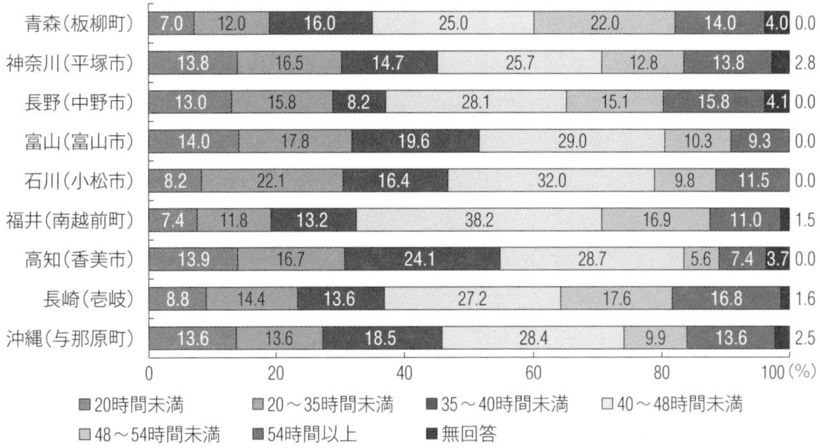

図5-3　週あたりの平均労働時間

（出所）筆者作成。

ている。

また**図5-3**には、このような就業先での週あたりの平均労働時間を比較したものである。40時間以上勤務の人が70％に迫り、都市域と遜色ない。同時に農村域を比較した場合、平均労働時間において青森（板柳町）と類似しているが、非常勤勤務の多い青森と比較して上記のように恒常的勤務が想定でき、同じように働き口があるとしても、安定した就業状況に支えられえていると考えることができる。この背景にあったものは、もともと福井県が農家の土地面積が少なく、副収入を前提として生活していたことと、地方とはいえ、京阪神に近く、この高度経済成長期に工業誘致がなされ、住民の間に豊かな非農業の就業機会を与えたことである。

4 農村定住型サラリーマン社会の安定性

このような農村定住型サラリーマン社会ともいえる福井県の平地農村の生活構造の高齢者に焦点を置いてみるとき、興味深いことは、退職した農村住民が極めて安定した生活を送っていることである。**図5-4**は年齢別に見たときの南越前町の南条地区における収入と満足度であるが、割合老人世代に、自分の収入に満足しているという人が多いといえる。

これは恐らく70歳世代になれば、サラリーマン的に通勤するということはないが、若い時代には必ずサラリーマン的な仕事というか、自分の家からどこかに働きに行くということをしているため、年金がある。

また**図5-5**は、他の地域と比較した時の福井の世帯の合計収入を取り出そうとしたものである。**図5-5**に示されるように、福井（南越前町）では、世帯の合計収入800万円以上の人が40％近くに及び同じ農村地域の青森（板柳町）や沖縄（与那原町）とかと比較すると圧倒的にその割合が多い。一方、世帯の合計収入が500円万未満の割合も35％程度にとどまり、低所得者が他の地域と比較して少ないことが窺われる。

そしてこのような農村生活と結びついた福井のサラリーマン社会は、都市と農村がコンパクトな生活圏を作り、通勤距離も短く暮らしやすい。福井県では、人口が比較的分散し、それぞれの地域中心が近くの農村の安定的な就業機会を支えている。南条の場合には、むしろ南条から福井市まで働きに来ている人もたくさんいる。それは、高速道路を使えば福井までも1時間くらいで来られるわけで、そこまで遠くまで行かなくても、福井の場合は割合地方のまちが結構中心性を持っていて、大きい。武生にしても、鯖江にしてもそれなりの人口というのがある［福井県立大学健康長寿研究総括班 2009］。

農村と都市からなる1つの定住圏の中につながりあい、信頼しあう人たちの

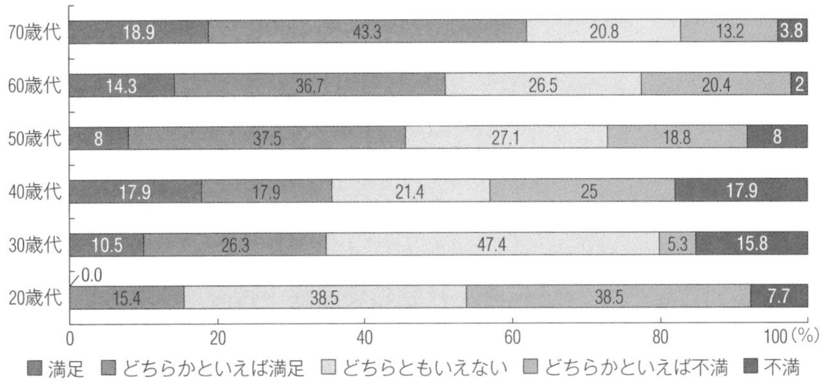

図5-4　年齢別に見た南越前町南条地区における収入と満足度

（出所）筆者作成。

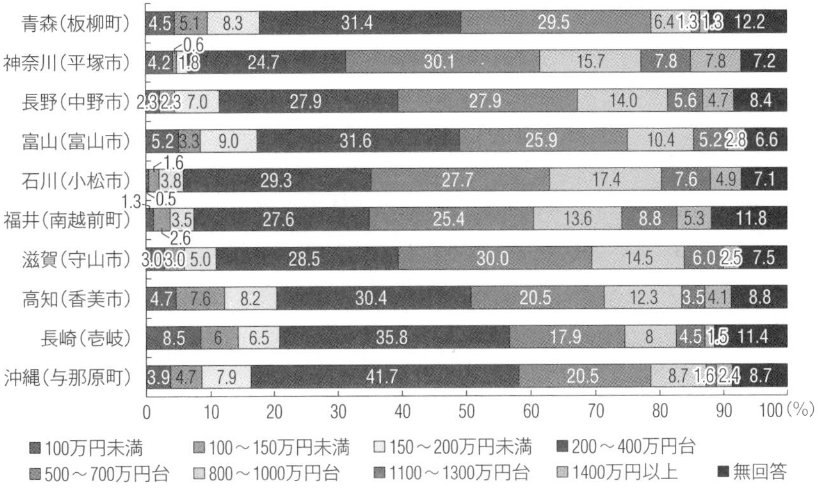

図5-5　世帯の合計年収の地域間比較

（出所）筆者作成。

ネットワークが展開する。かつてのように１つのムラ社会に閉じたものではないが、車で15分くらい行けば信頼しあう人が暮らしている。

ここでは、このような近隣居住の中で展開している住民の親密度、親しさ、それからコミュニケーションの強さはいわばソーシャルキャピタルとして取り出すことができるものであり、健康長寿が実現していくためには絶対必要なものである。人とのつながりが切れて、年寄りになって頼るものがない時に、非常に不安な世界というのが生まれ、精神的にも孤立し、しかも何らかの物理的な援助というものが必要な時にも頼れる人がないということになる。こういう社会の親密度、コミュニティの強さを考えた時に福井はまだまだ強いものがある。気がねなく話すことのできる人はだれか、という質問をした時に、もっとも大きな比率を占めるのが配偶者だが、それ以外に親という形で答えている人たちがいる。それ以外にも職場以外の友人、職場の中の友人も非常に大きな比率を占めている。

これは非常に重要なことであり、福井の場合には、ほとんどが共働きのため、例えば女性においても、自分の住んでいる地域以外に人間関係がある。職場に友達がおり、忌憚なく、気がねなく、いろんな家の中のもめごとを話すことができ、うっぷんを晴らすことができる。そういう人間関係を外部にもつくることができると、それを通して1つのこころの健康というものがつくり出されていくのかもしれない。

5 ソーシャルキャピタルと健康長寿

厚い家族、社会的つながりのあるようなところでは、基本的に、地域の行事への参加など、地域的なコミュニケーションのあり方が、全体としては強いと言える。それから、近所付き合いの程度の問題であるが、どの地域の中にも、あまり人付き合いのよくない人、そうでない人というのはいる。全体の傾向として見るならば、やはり農村世帯の中により高いつながりを見出すことができる［福井県立大学健康長寿研究総括班 2009］（図5-6）。それでこの章では、健康長寿と地域社会のあり方、特に高度兼業農村社会といえるような福井のあり方の中での、ソーシャルキャピタルと健康長寿のあり方の連関とは何なのかということをさらに検討していこう。

よく言われることの1つに、福井は三世代居住で、年寄りになったら非常に孤立しやすい、そういう年齢になっても、福井の老人は孫を育てる、そういう楽しみを持ってる、というふうに言われる。県立大学の学生に聞いても、福井独特のおばあちゃん子おじいちゃん子が、5人いれば必ず2、3人はいる。学生に「だれに育ててもらったの」というふうに聞くと、「おばあちゃん」と答えるのが、最初は非常に不思議だった。しかし福井では当たり前であり、ほか

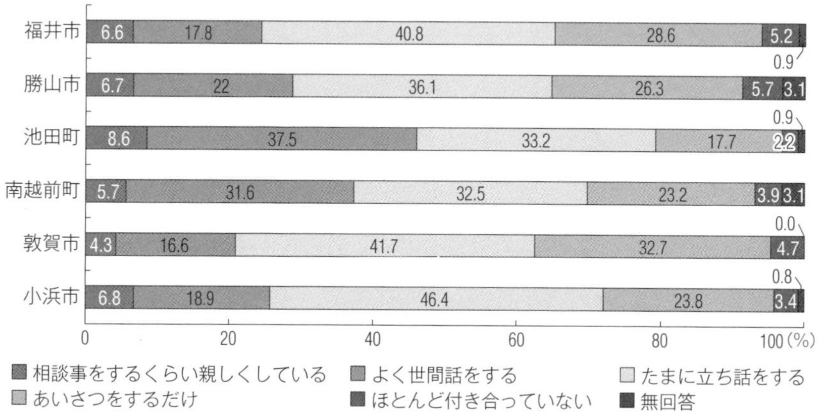

図5-6　近所づきあいの程度

（出所）筆者作成。

の地域では必ずしもそうでない。だから福井の人は、こういう話が非常に地域的に特徴のあるものとはなかなか思わないかもしれない。しかしこれは全国的に見ると非常に突出した現象である。50歳以上のおばあちゃんが実際には孫を育てていくという現象があって、それによって若い時代の夫婦は共働きが可能になる、こういう構造がある。そして共働きをすることによって安定した収入が入ってくる。

このように福井の農村兼業化とその中での男女の共働きという構造は、三世代がうまく仕事をシェアリングする中で可能になっているものである。かつてのように家や村にしばられた共同のあり方とは異なるが、緩やかなかたちの三世代家族が生活機能集団としてもつながりあっている。こうした農村近代化の中での生活機能集団としての修正拡大家族は、働ける間は若夫婦が仕事に出て、その子どもは親がみるという生活が再生産している。

同時に農村においては、後述するように親の世代は自分の家の農地を何年後かに耕すという構造を作り出している。これはこの地域の修正拡大家族の全体としての収入を増やし、安定した生活構造を作り出している。**図5-7**は全国における農村部の親密な人間のひろがりを比較したものである。それぞれの地域において第２種兼業農業の深化の程度は大きく異なるにもかかわらず、そのひろがりに大きな差異は認められない。ただし家族的な親密圏をつなぐ内的な構造には大きな違いが予想される。

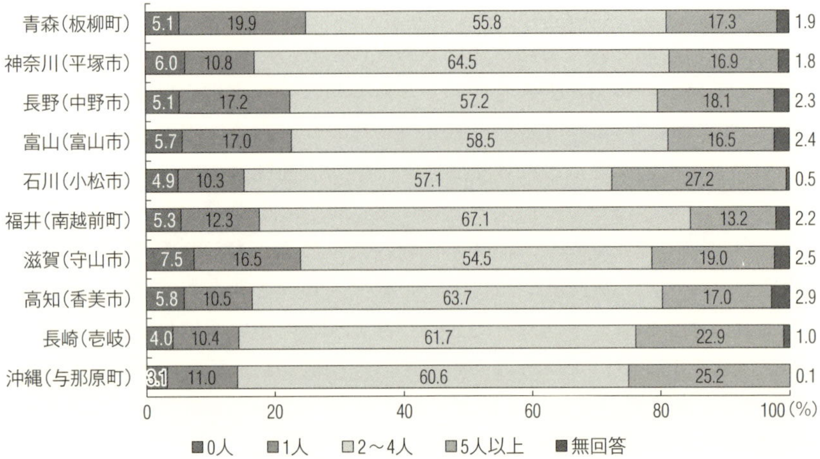

図5-7　個人的なことでも気がねなく話せる人数

（出所）筆者作成。

福井を含む北陸型の緊密に結びついた修正拡大家族の構造のあり方は、その中でより強い支えあいのかたちを作り出していると考えられる。高齢者の人たちにとっては、正月だけに孫の顔を見るという他の地域社会とは異なり、自らの最も大切な孫達とつながりを恒常的に持ち、またそれを世話するという生きがいの場を持つことになる。それがすべてというわけではないが、ここには高齢者の生きやすさ、暮らしやすさが高度農村兼業社会に支えられたソーシャルキャピタルとして健康長寿を下支えしている。

そして同時に、これは先ほども述べたように、福井の第２種兼業農村の非常に特徴的な１つのあり方で、そういう第２種兼業的な農業というものが、実は、その老人にとっても、今度は生活の糧としていろいろな意味を持っている。

6　趣味としての農業と健康長寿

実際に先ほどから見てきた南越前町の場合は、基本的に50歳まではほとんど農業はせず、実際仕方も知らない、50歳までの夫婦は基本的に非常に忙しく自分の通勤兼業をしている。また、子どもを育てることもできないくらい忙しい。その中で、それに代わってやっているのが三世代居住というシステムである。つまり一軒の家族の中で、子どもを作った若夫婦が大変忙しい時期、上の世代はそのころ、ちょうど70歳、65歳くらいのおじいちゃん、おばあちゃんであり、退職して少し時間を持っているという状況にある。

そして子どもの世話を引き受け、しかも先祖伝来の土地を自分たちの老後の農業として位置づけて行うというライフステージに入る。退職後のいわば趣味としての農業が南条地区では広く展開している。趣味としての農業は、実際には、60歳くらいの方がやる農業においても、多少とも、そこから収入を得た方がいいと思ってやっており、趣味と言われたら怒るかもしれない。しかし、大規模農業と比べたら趣味といってもいい程度の規模の農業が多い。しかも、福井の場合は南条のような超農村的な、非常に田畑の多い所においても、基本的に退職後の農業と位置づけられているという特徴がある。

図5-8は、南条地区における住民の趣味を聞いたものであるが、もちろん趣味にはいろいろあり、ふだん行う余暇の活動で一番はテレビを見る、それからショッピングなどである。**図5-8**の下の方に家庭菜園が入っている。平均で取った住民の関心という視点から見ると低いようにも見えるが、これを世代別に見

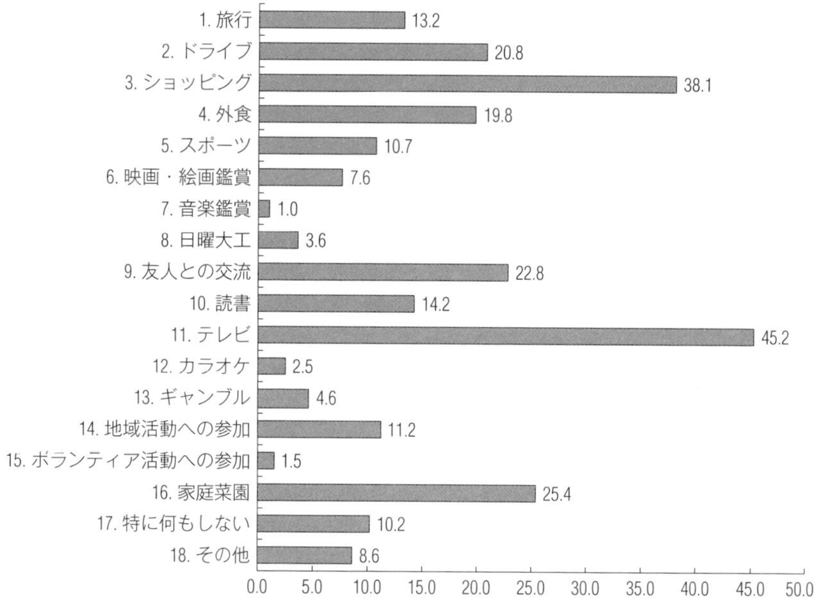

図5-8　南越前町南条地区における住民の趣味

（出所）筆者作成。

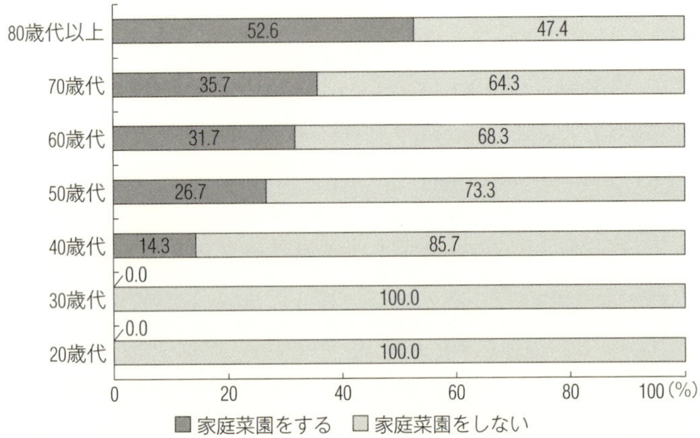

図5-9　南越前町南条地区における「家庭菜園」活動への参加率

（出所）筆者作成。

ると極めて興味深いものがある。

図5-9は家庭菜園活動に参加している率を世代順に追ったものである。これを見ると、30代までの人で家庭菜園に参加しているのは一人もいない。40代でも14.3%である。ところが、ここから一直線にこの参加率は高まっていく。50歳代になったら26.7%、60歳代だったら31.7%、そして最後80歳になったら52.6%という形である。この80歳代以上の老人の半数以上が、この家庭菜園を自分の老後の趣味として行っている、つまり村の老人たちにとっては農業をやるということは非常に大きな楽しみであるということが見受けられる。

では、この趣味としての農業は村の人にとってどういう効用があるのか、ということである。これは、規模の大きい、市場に売って、どんどん稼ぐような農業とは随分違った趣きがある。ちょっとした収入とそれによるちょっとした生活の張りというものが生まれる、ということが重要である。年寄りとはいえ、つくったものが売れると非常にうれしい、市場によって自分の仕事が評価されたという感じがしてうれしいものだと言う。そうした小さい喜びが年をとっても昨年より今年はいいものをつくってやろうという気にさせ、生活に張りを与えるのだろうと村の人は話している。

それから、趣味の農業としての効用であるが、こういう家庭菜園的な農業というのが小さな仕事を通したコミュニケーションの場の提供になっており、これが結構大きい。なぜなら、村の中に年寄りにとって何も仕事がなければ、家の中にひきこもり状態になるわけである。ところが、趣味的な農業であれ、畑仕事に立つと、ほかの所でも仕事をやっている人がいるから村の人と出会うと思う。そしてその時に、村の人同士で、何をまいたらいいのか、どのような肥料がいいなど、様々なコミュニケーションが、それぞれの畑に立った老人たちの間で交わされていき、農業が日常の生活の話題を喚起して、村の中で社会関係が再生されてく。サラリーマンとしての生活を経て、農村で退職後を生きる人々にとっては、このような趣味としての農業は健康長寿を支える大きな糧となっている。

おわりに

本章では、健康長寿という視点から福井の農業・農村を見てきた。健康長寿という視点から福井の農業・農村の意味や利点、長所の位置というものを、思い切り膨らませて述べた。逆に、農業生産や、農業生産向上など、農政のレベルでの、農業を取り巻く環境は非常に厳しいわけであり、福井のような第２種兼業だけに支えられた農業を、そういう視点から見たらどう位置づけられるのかということも非常に問われることである。これまでは農業についての基本的な考え方というのは、農業の生産性主義である。そういうものから見れば、第２種兼業農家がこれほどあるということはいいことではないと言えるかもしれない。しかし見方を変えて、その人たちがどういう幸せ、どういう満足を得ていくのかという視点に立てば、福井の農業が間違っているのか、農政の農業観が間違っているのか、そういう問いにもなる。

それで一方的に農業生産性という視点から判断してしまうよりは、こういう福井の中である面で既に高齢者福祉のようなものに対して大きな意味を持っていることをむしろ力強く活かしていってもいいのでないか。専業よりも兼業のステータスが低いと見られた時期もあるが、今はもう確実に兼業農家の方が収入も高い。むしろそのほうがいろんな仕事をして、第２次、第３次のステージを生きていかないといけない人間にとっては多様な仕事を経験していくことができ、それが生きがいにもなる。そういった意味で、社会福祉という視点から農業を再評価することが現在いろいろなところで行われているわけであるが、福井の農業というのはこのように健康長寿という視点から見れば、ある面では全国的に非常にトップを切る形で、農業の新しい仕組み、仕方、位置づけというものを持っていると言えるのではないかと考えられる。

そして、高齢者にとっての住みやすさということについて言うと、この超兼業農村社会ということによって、収入が高い。これは特に共働きによって非常に収入が高い生活が可能になり、しかも老後の保障の年金などもダブルインカムである。そして、その老後の生きがいとしては、先ほど農村で暮らしているということを考えた時には、そういう非常にハードな農業じゃなくてちょっとした収入を得るくらいの、趣味としての農業というものに位置づけられることによって、老人もアクセスしやすい。そういうものがあって、それが生活の生きがいのあり方としてなされているというようにも言える。そして、三世代居住というようなものが、孫を育てる楽しみというものを与えている、というようにも言える。

また、こういう恒常的な勤務先である工場や官庁においても、福井の場合は全体的に働く場でのストレスは非常に少ない社会だと言われている。そういうことが競争よりも親和的な人間関係を特徴することによって、あるいは家族の事情に合わせて休みの日なども比較的よく取るということによって健康長寿というようなものを支えるような人間関係が生まれているとも言える。

このような状況というのは、福井の農村それ自身が意図して、こういう高齢者のために作った場ではない。ある面では個々の生活者が自分の収入を確保し兼業化することによって生きていくために結果としてできた場であるけれども、それが老人の視点から見た時には、非常に住みやすい、暮らしやすい生活の構造になっている。

高度高齢社会への対応として現在､各地で何とか老人たちに生きがいのある、張りのある、そして社会的な連関性のある、人間関係のある、そういう高齢者福祉の設備をつくろうとしている。しかしそういう、いろいろ意図してつくられたものと、遜色のないようなものが、現実に土地持ち、畑持ち、そして老人にも小さな趣味の農業ができる、すでに述べてきた高度兼業農村という生活の場に生み出され、老人たちに生きがいを与えている。例えば現在、新しく老人ホームとかの中ででも共同の市民農園とかをつくってみようとかそういう話があるが、そういうものがもともとこういう南条の農村地域の中につくられているということもできる。

以上を踏まえて冒頭のソーシャルキャピタル論に立ち戻れば、このような健康長寿論という視点からの農村地域とソーシャルキャピタルをつなぐ視点は、これまでの近代化論の視点に立った地域開発論とソーシャルキャピタルを再検討させる論点をつむぎだすともいえる。

地域開発の場で「ソーシャルキャピタル（社会関係資本）」という視角は、それまでの「経済開発」が想定した新古典派的な個的人間像に代わり、集団的主体の力に新しい視点を与えてきた。そうした中で「競争」よりも「協力」が生産性を高めることがあることも多くの人が認めてきたといってよいだろう。しかし今日の開発現場の困難は、「経済開発」と「社会開発」さらにはそれを「人間開発」におきかえても越えることのできない「開発」自身の目標、いいかえれば「開発」によって何を実現するのかというところに向かっているといってもよい。近代化論の行き詰まりを越えることを求める開発視点は、持続的可能性や内発的発展など様々な視角を生み出してきたが、＜健康長寿＞という視角はそうした動向を後押しし、日本の農村開発において新しい価値の領域をつむぎだしていくと考えられる。

第6章

世界の中の日本、日本の中の福井

はじめに

前章までに、福井県を健康長寿に導いた要因について詳しく論じられている。本章では、単なる繰り返しにならないよう国際保健のフレームワークを新たに持ち込んで、① 平均寿命が延伸する仕組み、② 日本人の平均寿命が先進諸国を追い抜けた理由、③ 福井県で平均寿命に有利に働いた要因について、俯瞰的に再整理してみたい。

端的に述べるならば、おおよそ以下のようになる。

① 平均寿命は、まず乳幼児死亡率が改善されること、次いで成人期の感染症が克服されること、さらには生活習慣病による死亡がうまくコントロールされることで延伸していく。

② 日本では、経済的な開発・発展が栄養や教育水準の向上、平等性の高い社会の実現につながって平均寿命が延びてきた。先進国の中でも喫煙率、飲酒量、肥満率が低かったこと、国民皆保険を含む良好な保健医療体制を築いてきたことで、世界最高水準の長寿を達成した。

③ 全国的に配偶関係、家族形態、雇用形態が急速に変化する中で、福井県では古くからの生活様式が相対的によく保存されてきた。今後も長寿県であり続けられるか否かは、それらの保存の如何に影響されるであろう。

1　かつて先進長寿国で起こったこと

(1) イギリスにおける平均寿命の推移

先発長寿国であるイギリスでは、日本ではまだ江戸幕府が開かれたばかりの17世紀初め、平均寿命が当時として世界トップ水準である30歳代半ばに到達していたが、その後は長らく伸び悩んだ。18世紀の半ばから100年余り産業革命が進行したが、産業革命都市には農村での生活を捨てた人たちが流入してきて、劣悪な住環境に住むようになった。当時の版画には、１部屋だけの狭い借間に子沢山の家族が住んでいる構図のものが残されている。人口過密となった都市では、結核が蔓延した他、飲料水に人の排泄物が混入するような有様で、東インドから渡来したコレラが繰り返し流行した。19世紀に入るころからようやく１人当たり国民総生産が増えていき、教育も急速に普及して50％程度であった識字率がほぼ100％にまで伸びた。1848年に至って、イギリスは世界初となる公衆衛生法を制定して下水道の整備に乗り出したが、このころからコレラの流行も抑制されていき、平均寿命も年を追うごとに伸びていった。ドイツ、フランスなど西ヨーロッパの国々も同じような経過を辿った（先発長寿国）。日本では平均寿命は明治時代までは欧米諸国を下回っていたが、徐々にその差を詰め、第二次世界大戦の影響による極端な短縮を克服した後は、急速に伸ばして追い抜いた。

(2) 乳児死亡率と平均寿命

平均寿命が非常に短い場合、最大の制約要因は乳幼児期の死亡率の高さで、この原則はかつての先発長寿国でも現在の開発途上国でも変わらない。1900年

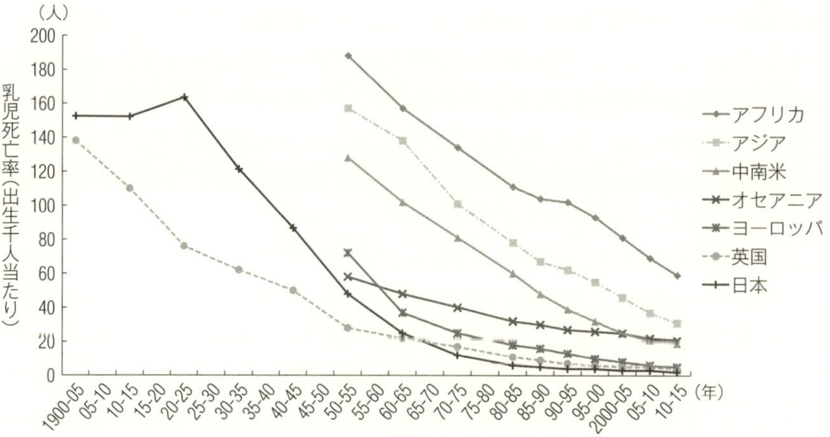

図6-1　乳児死亡率の改善

（出所）国連World Population Prospects（The 2017 Revision）、厚生労働省「人口動態統計」をもとに筆者作成。

ごろのイギリスでは、赤ちゃんが1000人生まれると１歳になるまでに140人も死んでいたが、以後はその乳児死亡率を着実に減らしていった。少し遅れて、北米、ヨーロッパがイギリスに追随していき、日本はイギリスの約20～30年遅れで乳児死亡率を減らし始めて、高度経済成長期になって追いつき追い越した。日本の後には中南米、アジアの国々が続いている（図6-1）。死亡率が減り始める時期が早いか遅いかの違いはあっても、うまくやれば改善速度は同じぐらいになる。後から追いかける国々は、先進国が既に開発済みのいろいろな技術、薬などを利用することができるからである。ただし、最後発グループであるアフリカの国々は1980～2000年頃に停滞期を経験したので、その理由を次項で詳述する。

2　いま開発途上国で起こっていること

現在の開発途上国でも平均寿命を決定づけている因子は乳幼児死亡率（５歳未満死亡率）である。この乳幼児死亡率と最も強く関連している因子は、母親の教育水準であることがわかっている。WHOやUNICEFなどのホームページに掲載されている国別の乳幼児死亡率を示した世界地図と、UNICEFやUNESCOのホームページに掲載されている女子の初等教育就学率や中等教育就学率を示した世界地図とを見比べてみれば、乳幼児死亡率が高い国と女子の就学率が低い国とがおおむね共通していることがわかる。

次に、同じ国内においても就学年数が短い母親ほど赤ちゃんを死なせてしまう、という健康格差が存在することを補足しておきたい。2001年にネパールで行われた調査では、全く教育を受けたことがない女性たちの子どもでは5歳未満死亡率（出生1000人当たり）が120人と劣悪であるのに、中等教育卒以上の学歴をもつ女性たちの子どもでは20人未満という好成績であった（図6-2）。開発途上国では、同国人でも未就学の母親と高学歴の母親とでは、まるで外国人同士かと思われるほど大きな違いができてしまう。ネパール全国の平均値が出生1000人当たり約90人であった事実は、就学年数が短い母親集団が大多数を占めており、その集団における高い死亡率に全国値が引っ張られていたことを示している。ネパールではその後、女子教育の普及に取り組み、教育を受けた女子生徒たちが母親になっていった2016年には５歳未満死亡率を全国平均で39にまで改善させることができた。

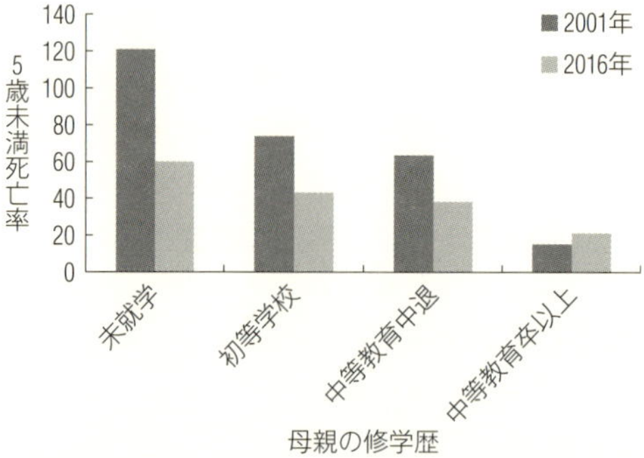

図6-2　母親の就学歴別にみた5歳未満死亡率（ネパールの例）

（出所）*Nepal Demographic & Health Survey 2001*、同*2016*をもとに筆者作成。

開発途上国で乳幼児がたやすく死んでしまう背景には栄養障害がある。絶対的なカロリー不足のために極端にやせているのが消耗症（マラスムス）で、カロリー不足は消耗症ほどではないがたんぱく質がほとんど摂れていない蛋白カロリー栄養失調症（クワシオルコル）である。どちらのタイプの栄養障害も重症になると免疫力が落ちていき、いったん下痢し始めると止まらない、単なるかぜをこじらせて肺炎になるなどして、先進国では問題にならないような簡単な病気が元で命を落としていく。

中南部アフリカにマラウイという内陸国があり、貧しい人々は泥土を固めた壁の上に草ぶき屋根を乗せた、いわゆるマッシュルームハウスで暮らしている。鶏が彼らにとっての財産とも貯蓄手段ともなっており、現金が必要になると鶏や卵を市場に持って行って換金する。自分たちではめったに鶏や卵を食べられず、炭水化物主体の単調な食生活を送っているため、消耗症や蛋白カロリー栄養失調症などの栄養障害が蔓延している。この国には、世界で10番目に大きいマラウイ湖があって、ボウフラにとって恰好の繁殖池になるために、マラリアを媒介するハマダラ蚊が年中活動している。そのため、全国民が平均して2年に１度はかかるほどマラリア罹患率が高かった。このような風土であったところに、HIV／エイズの大流行が起こり、15～49歳の国民の10人に１人以上が感染するに至った。HIVに感染した人は、病期が進行するとTリンパ球が減少してついにはエイズを発症するが、細胞性免疫能が低下するために結核を合併しやすくなる。アフリカには、もともとマラリアの蔓延地域であったところに新興感染症であるエイズが侵入してきて、下火になりかけていた結核までもが再興感染症として復活してきて、平均寿命が伸びるどころか、停滞し、さらには短縮してしまった国々が多い。マラウイでも、1980年代後半に46歳くらいであった平均寿命が2000年前後には40歳を切るところまで落ち込んでしまった。そこで、マラウイ政府と援助機関との間で綿密な調整がおこなわれ、栄養対策を含めた母子保健および感染症対策に集中的かつ連携して取り組むことになった。国連のミレニアム開発目標もそれを後押しする形になり、マラウイは2000年以降の平均寿命改善度トップ10か国のうちの１つとなった。2018年の平均寿命は64.1歳にまで延びたと推定されている。

経済的な開発・発展が個人の本質的自由の拡大につながることの重要性について、アマルティア・センが次のように説明している［Sen 1999］。すなわち、所得が増えるだけではなく、飢えの脅威がなくなること、基礎教育が普及していって識字率が上がること、身分階層がゆるんで、だれもが政治プロセスに参加できるようになることなどが本質的自由をもたらす。特に女子の基礎教育が進めば、乳幼児死亡率や出生率の低下につながる、と。教育といい、栄養摂取といい、裏付けとなるものは所得である。ある程度以上の安定した収入がないと子どもたちを学校に通わせ、きちんとした食事を欠かさず食べさせることができない。国際比較してみても、おおむね所得が少ない国ほど寿命が短く、所得が高い国のほうが長生きしやすいという相関関係が見てとれる。日本の場合も、所得の向上が本質的自由の拡大にうまくつながっていった結果、先発長寿国に追いつくことができたのだと考えられる。

3　日本は健康長寿に有利な社会を築いてきた

厚生労働省が公表している「国民栄養の現状」によると、日本人は100年前にはほとんど動物性たんぱく質を摂れていなかったが、第２次世界大戦中から戦直後にかけての極端な落ち込みを経て、徐々にたんぱく質摂取量が増えていった。そのカーブと交差するようにして、粗死亡率（人口1000人当たり毎年何人亡くなるか）が減っていったが、その過程で国民病といわれていた結核が非常に減った。結核に代わって脳血管疾患が次なる国民病となったが、これも順調に減っていき、悪性新生物、心疾患に次ぐ３位が定位置となり、さらに平成23年になると肺炎にも抜かれて４位に順位を下げた。その間に、日本人の平均寿命は、終戦直後には現在のアフリカ以下であった水準から世界最高レベルまで駆け上った。

日米の国民はどちらも高い健康意識をもっていると思われるが、アメリカでは平均寿命が伸び悩み、日本では順調に伸びていった。アメリカにおけるこの失敗は、行き過ぎた市場主義が原因ではないかという説がある。アメリカでは、特にレーガン政権以降に貧富の差が広がっていったが、日本では長年所得格差が小さかった。アメリカの肥満率は先進国中最悪で、貧困層においてとりわけ高率であるのに対し、日本の肥満率は先進国中最も少ない。飲酒量はアメリカでは多く、日本が少なかった。喫煙率については、かつてはアメリカで特に女性において高かったのに対し、日本では低めであった。ただし、このところアメリカが急速に喫煙率を減らしてきているのと比べると、日本での減少率は緩やかである。

オバマ政権が健康保険改革を行う以前のアメリカでは、一般国民は民間保険会社が販売する健康保険プログラムを任意に購入するしかなく、各州と連邦政府が運営する健康保険であるメディケア、メディケイドなどは、それぞれ高齢者、低所得者などをカバーするのみであった。低所得者としては認定されないがあまり豊かではない4000万人以上が、健康保険に加入していなかった。無保険でも健康であるかぎり問題はないが、いったん病気やけがに見舞われれば、日本よりも高額な医療費を全額自費で支払わなければならず、それを契機に貧困層に転落するか、そうしたくなければ受診を手控えるほかなかった。

ここで、アメリカ人の寿命を縮めている要因が、定量的にどれくらいの短縮効果をもっていたのか、かなり古い資料になるが見ておきたい。生涯を未婚で過ごすと男性は3500日、女性は1600日寿命が短く、喫煙によって男性で2250日、女性で800日寿命が短くなる。また、30%の体重超過によって1300日、20%の体重超過で900日寿命が短くなっていた（図6-3）。

配偶関係と寿命との関連はアメリカ人だけでなく、日本人でも観察されている。人口統計資料集2005年版によると、40歳時点での未婚者は配偶者がある人と比べて平均余命が男女とも8年以上短く、40歳時点での離婚者は男性で10年以上、女性で5年弱平均余命が短かった（表6-1）［国立社会保障・人口問題研究所 2005］。未婚者の平均余命が短いからといって、未婚と短命との間に直接的な因果関係があると証明されたわけではなく、未婚と関連しやすい失業や非正規雇用、所得の低さ、持病などが交絡因子となって、短命とも関連が認められた

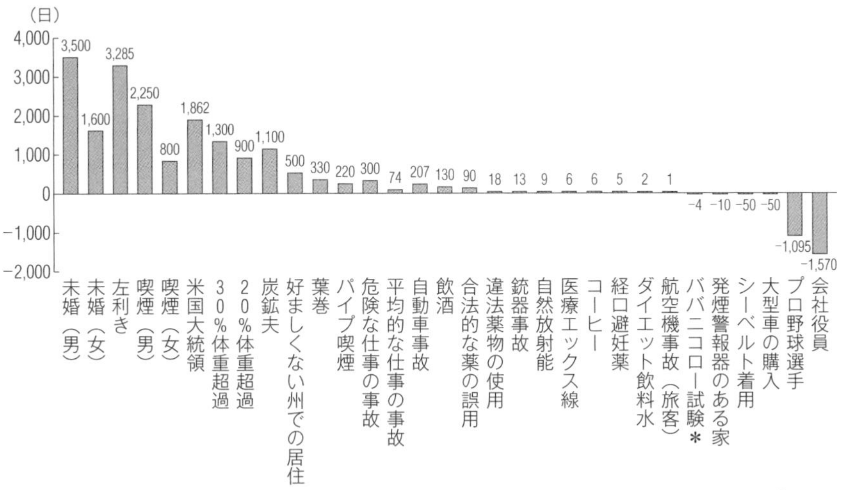

＊子宮頸がんのためのスクリーニングテスト

図6-3　米国における種々の理由による寿命の損失日数（マイナスは寿命の増加）

（出所）社会実情データ図録。
（注）Cohen, B. and Lee, I. S. 1979. "A catalog of risks", *Health Physics* 36, pp.707-722. による。
（資料）C. R. ラオ『統計学とは何か』筑摩書房（ちくま学術文庫、原著1997）及び上記論文紹介資料。

表6-1　日本人における40歳時点での配偶関係の違いと平均余命

40歳時点での配偶関係	男性		女性	
	平均余命（年）	差（年）	平均余命（年）	差（年）
配偶者あり	39.06	0	45.28	0
未婚	30.42	−8.64	37.18	−8.10
配偶者と死別	34.95	−4.11	43.32	−1.96
配偶者と離別	28.72	−10.34	40.49	−4.79

（出所）国立社会保障・人口問題研究所［2005］。

可能性が高い。他方、昨今における女性の未婚は、高学歴や高所得と関連するものが増加していると考えられており、今後は必ずしも短命とは関連しない可能性もある。

50歳時点までに結婚したことがない人を生涯未婚者と定義しているが、昨今その比率が急増中で、2015年には男性が23.4%、女性が14.1%に達した［国立社会保障・人口問題研究所 2018］。生涯未婚率は今後ますます上昇すると予想されており、平均寿命にどのような影響を与えるのか注視しなければないない。

4 福井県では健康長寿に有利な社会的条件が大きく崩れなかった

福井県における未婚率は全国の中でどのような位置にあるのか。平成17年版「厚生労働白書」には、1975年と2000年における30～34歳女性の有配偶率を比較したグラフが掲載されているが、1975年には都道府県間での差は小さく、福井県は中位にあった。2000年になると都道府県間での差が拡大する中で、福井県女性の有配偶率は全国一高くなっていた。25年間で他の都道府県で結婚する人が激減する中、福井県での減り方が少なかったことを反映している。

そのグラフを参考にしながら、平成22年国勢調査のデータに基づいて［総務省 2011］、35～39歳女性の有配偶率を都道府県別にグラフ化してみたところ（図6-4）、2010年時点でも本県女性は全国一を保っていた。２位に滋賀、６位に富山、９位に石川と新興長寿県が上位に揃い、伝統的長寿県である長野も８位に入っていた。短命転落県とされる高知は低い方から２番目、長崎は７番目、伝統的短命県である青森は低い方から６番目であった。

先に引用した人口統計資料集2005年版では、40歳時点で配偶者と離別している日本人の平均余命は短い傾向を示していた。そこで、福井県の離婚率を平成

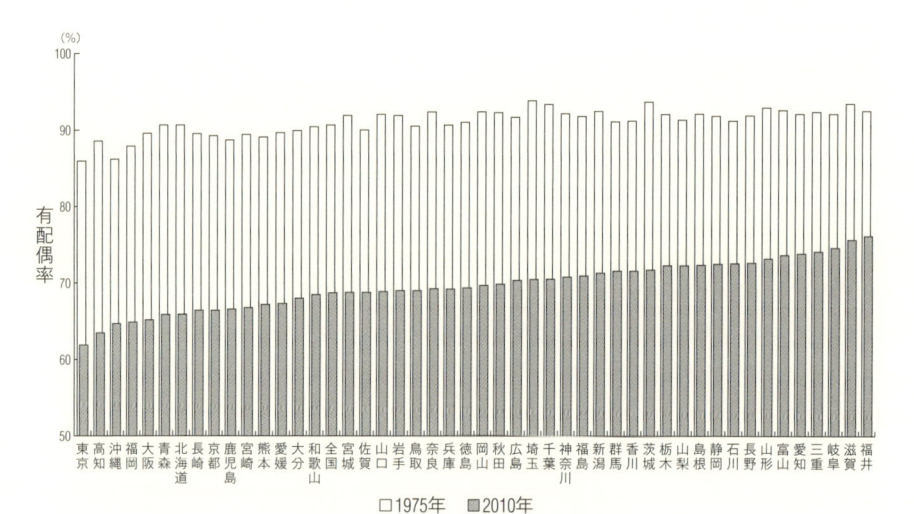

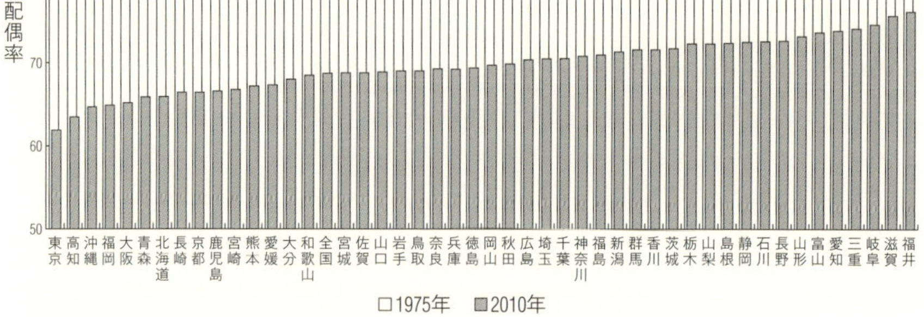

図6-4　35～39歳女性の有配偶率

（出所）平成22年国勢調査をもとに筆者作成。

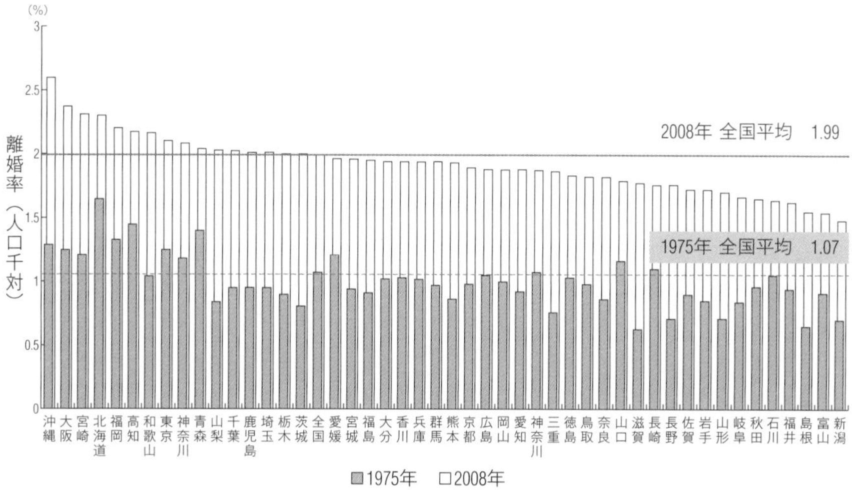

図6-5　都道府県別離婚率

（出所）平成21年人口動態特殊報告をもとに筆者作成。

12年人口動態統計特殊報告で確認すると、1975年時点では全国平均をやや下回る程度であったが、1998年になると低い方から5番目へと改善していた［厚生労働省 2000］。同報告に盛り込まれたグラフを基に、2008年の離婚率データに更新してグラフを作成してみると（図6-5）、離婚率そのものは福井県でも1975年比1.5倍以上に増えていたが、それ以上に増えた都道府県が多く、相対的な順位は1つくり下がって低い方から4番目になった。新興長寿県のうち富山は低い方から2番目、石川は5番目で、伝統的長寿県である長野は11番目であった。なお、短命転落県とされる高知の離婚率は高いほうから6番目、伝統的短命県である青森は10番目であった。

「都道府県別統計とランキングで見る県民性」というウェブ・ページには多彩な統計が地理情報システム地図とともに紹介されていて、先述した寿命の決定要因について、国内の都道府県間で比較して各県がどのような位置にあるのかを確認しやすい。喫煙率は福井県においては女性が特に低く、男性もかなり低いほうである。新興長寿県である富山、滋賀、伝統的長寿県である沖縄、長野なども喫煙率は低い。伝統的短命県である青森は男女とも喫煙率が高い。アルコール消費量は少ない順に、滋賀、奈良、岐阜、三重、愛知などが続き、福井県は13番目であった。県民所得は、個人所得と法人所得を合計した額を住民数で割り算して求めるため、大企業の本社機能が集中している東京都などは、莫大な法人所得の分がかさ上げされて算出される。そこで、県民所得のかわりに一世帯当たりの貯蓄額（2012～16年の平均）を見てみると、奈良、東京、兵庫、神奈川、埼玉と続く。福井県は21位で、約10年前の８位から順位を落としていた。逆に、少ないのは沖縄、青森、北海道、宮崎、熊本の順であった。

沖縄県は、35～39歳女性の有配偶率が全国で３番目に低く、離婚率は最も高く、県民所得や一世帯当たりの貯蓄額は最も低かった。それでも、女性は平均寿命全国１位を維持していたが、ついに2010年に３位に後退し、2015年は７位となった。男性は、1990年にそれ以前の１位から５位に落ち、2000年には26位へと急降下した（「沖縄26ショック」）。その後も、2010年に30位、2015年に36位と下げ止まりが見られない［厚生労働省 2017］。

青森県は、35～39歳女性の有配偶率が全国で６番目に低く、離婚率は10番目に高く、一世帯当たりの貯蓄額は最も低い。青森県の男性の喫煙率は１位、飲酒習慣者の割合も１位、食塩摂取量は２位であった［厚生労働省 2012a］。そして、平均寿命は男性が1975年以来、女性は2000年以来最下位に留まっている。

さて、福井を新興長寿県へと押し上げた要因は何だったのであろうか。日米いずれの国においても未婚という要因は、平均寿命と強い関連があった。また、離婚が日本人男性の平均寿命に及ぼす影響は未婚以上に大きい。配偶関係、さらには家族形態、雇用形態は最近20年余りの間に全国的に急速な変化を遂げ、福井県でも同様の変化が進行中であるが、そのスピードはかなり緩やかであったため、生涯未婚率や離婚率は低く、三世代同居率は高く、失業率やニートの比率は全国最低水準にある。このようにして、伝統的な生活様式が他の都道府県よりも遅くまで保存されることになり、その生活様式が健康長寿にも有利に働いたと思われる。福井県ではこれに加えて所得や貯蓄額がかなり上位にあり、逆に喫煙率や飲酒量が低いことなどが健康長寿の好条件となったのであろう。

おわりに

冷戦下において資本主義国は長らく福祉国家（あるいは、「大きな政府」）を標榜して、国民が等しく健康的な暮らしを享受できることに力点を置いていたが、オイルショック後からイギリスでは保守党のサッチャー首相、アメリカでは共和党のレーガン大統領が市場重視政策（あるいは、「小さな政府」）へかじを切った。

かつては先進国中で最も平等な国と言われた日本であるが、雇用形態が変わり非正規雇用が増加した結果、相対的貧困率が上昇してきた。北欧諸国がこの率を５％前後に抑えているところ、アメリカと日本では15％を超えて先進国でも高い水準にある。アメリカやイギリスでは不平等の拡大に伴って、経済的に恵まれない人ほど短命に終わるという「健康格差」が広がっていった。イギリスはやがて格差拡大という弊害に気づいて、「第３の道」を合い言葉にした労働党のブレア政権に交代後の20世紀末から、福祉重視へ再びバランスを修正したが、「小さな政府」路線の弊害がはっきり認識されるまでには10年以上経過していた。日本では、1990年代に構想された市場重視政策を21世紀に入ってから本格実施したわけなので、その痛みが欧米に遅れて顕在化してくる恐れがあるのではないか。

福井は保守的な県民性である、とはよく言われることだが、変化に対して単に消極的であっただけでなく、良いものを積極的に残そうとしたことで、健康の決定要因を有利な方向に導いたのではないだろうか。ただし、日本全国で少子高齢化が進み、三世帯同居が減り、高齢独居世帯が増えていく中で、福井県だけがこの変化から免れることはできない。したがって、本県が今後も長寿県であり続けるためには、その変化を緩やかにする努力を続けながら、喫煙率を下げたり、運動習慣をつけたり、好ましい食習慣へ改善したりする努力を加速していく必要があると思われる。

（追記）

本章に示された見解は、筆者個人によるものであり、筆者の所属機関を代表するものではない。

第Ⅱ部

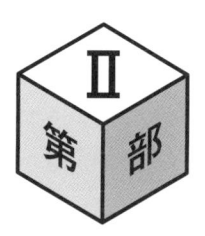

三世代近居の長寿学

第7章

三世代居住の再生産構造

はじめに

福井県は山形県に次いで日本で２番目に三世代同居が多いことで知られている。世帯ベースで見たときの福井県の三世代同居割合は20.0％で、全国平均の8.36％を大きく上回っている。それに伴って、一般世帯の平均人員数も3.00人で第２位（全国平均は2.55人）となっている［総務省 2005］。

このように三世代同居割合の高さは、福井県の特質を考えるときに看過することのできない重要な要因である。しかし、この数字は同時に、その福井県でも世帯の８割（大部分）は三世代同居では「ない」ということも意味している。福井県について考えるとき、三世代同居と並んで重要な意味を持ってくるのが福井型の修正拡大家族とでもいうべき三世代近居の居住形態である。

近代化の進展にともなって、家族形態の核家族化が進行し、新たに形成された核家族は親族集団から独立し互いに孤立していくと予想されていた。しかし、実際には、核家族化が進行しても、家族相互は緩やかな親族ネットワークを形成し、相互扶助的な関係性が維持され続けるケースが少なくない。三世代同居を典型とする伝統的な拡大家族に対して、緩やかな親族ネットワークで結ばれた関係を修正拡大家族と呼ぶ。

福井県では、子世代が親世代から独立して住居を構える場合でも、親世代の近傍に居住するケースが多い。今回の調査では、57.8％が30分圏内、42.5％が15分圏内に、自分や配偶者の親あるいは自分の子どもが居住していると答えている（図7-1）。こうしたケースでは、住居の空間的な近接性を媒介にして、親世代と子世代が日常的かつ緊密な互助関係を維持していくことが可能になる。同居はしていなくても、近くに居住することで、頻繁に行き来を繰り返し、日常的なコミュニケーション、育児や介護の手助けや見守り、急用や緊急時の援助、経済的な支援等を通して相互扶助的なつながりを維持しているケースが数

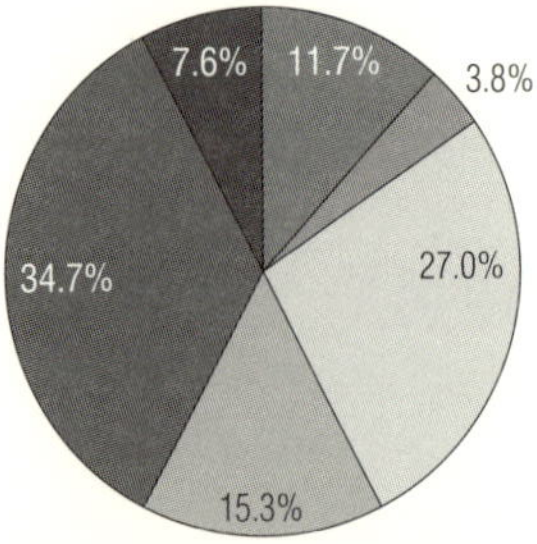

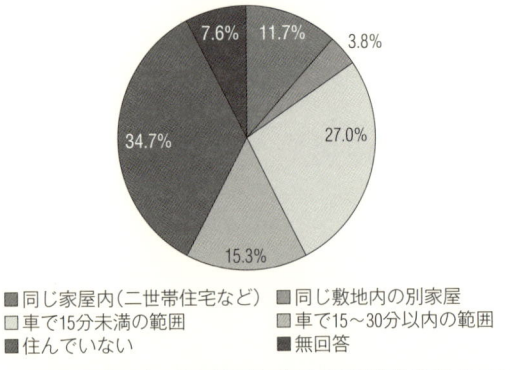

図7-1　30分程度で行ける範囲に自分や配偶者の親あるいは自分の子どもが住んでいますか？

（出所）筆者作成。

多くみられる。こうした緊密なネットワークで結ばれた家族形態も福井県の特徴であり、福井型の修正拡大家族と呼ぶことにしたい。

ここでは、三世代同居や福井型の修正拡大家族といった家族形態がメンタルヘルスに与える影響、そうした家族形態の維持を可能にしている要因（産業構造や雇用のあり方）、共働きや子育てとの関係について、第１章で紹介した平成19年から20年にかけて福井県内の６市町で実施したアンケート調査のデータを用いて、検討していきたい。

1　三世代同居・近居（福井型の修正拡大家族）とメンタルヘルス

まず、三世代同居や福井型の修正拡大家族が精神的な健康にあたえる影響（効果）について概観しておきたい。

今回の調査では、家族との関係の満足度について、「満足」「どちらかといえば満足」「どちらともいえない」「どちらかといえば不満」「不満」の５段階で回答してもらい、順に１から５までの点数を与え数値化している。この「家族との関係の満足度」と精神的な健康の程度を数値化したものであるGHQ（数値が低いほど精神的な健康度が高い）の関係をあらわす相関係数は、0.351となり１％水準で有意な結びつきがみられる。家族との関係で満足度が高い人ほど精神的な健康度も高いという傾向が認められるのである。

表7-1　家族構成ごとの家族との関係の満足度

家族構成（六区分）	平均値	度数	標準偏差
1人暮らし	2.34	97	1.079
夫婦のみ世帯	1.93	277	0.857
二世代世帯	2.11	550	0.900
三世代世帯	2.19	471	0.931
四世代以上世帯	2.05	78	0.836
その他の世帯	2.12	47	1.068

（出所）筆者作成。

表7-2　GHQと気がねなく話せる家族数の関係（相関係数）

		気がねなく話せる同居家族数	気がねなく話せる家族数（別居を含む）
全体		−0.154**	−0.207**
性別	男性	−0.184**	−0.224**
	女性	−0.126**	−0.201**
年齢	20～39歳	−0.084	−0.076
	40～59歳	−0.180**	−0.164**
	60歳以上	−0.135**	−0.228**

（注）**は1%水準で有意。
（出所）筆者作成。

家族構成（６区分）による「家族との関係の満足度」の違いについてみると（表7-1）、満足度は「１人暮らし」で最も低く、「夫婦のみ世帯」で最も高くなっており、「二世代世帯」「三世代世帯」「四世代以上世帯」の間には大きな違いはみられない。

近隣（30分圏内）に、自分や配偶者の親あるいは自分の子どもが住んでいる場合の満足度は2.07、住んでいない場合は2.18であり、５％水準で有意差がある。近隣に親や子どもが住んでいる者ほど、満足度が高くなる傾向があるといえる。

GHQと「気がねなく話せる同居家族数」、「気がねなく話せる家族数（別居の場合を含む）」の関係（相関係数）についてまとめたものが表7-2である。

今回の調査の対象者を全体として見た場合、気がねなく話せる同居家族や家族（別居を含む）の数が多いほど、精神的な健康度が高い。男女別に集計してもこの結果は変わらない。年齢階層別の集計では、20歳から39歳までの若年層ではこうした傾向が認められないが、40歳から59歳、60歳以上の年齢階層では、気がねなく話せる家族の多さと精神的な健康度は比例関係を示している。

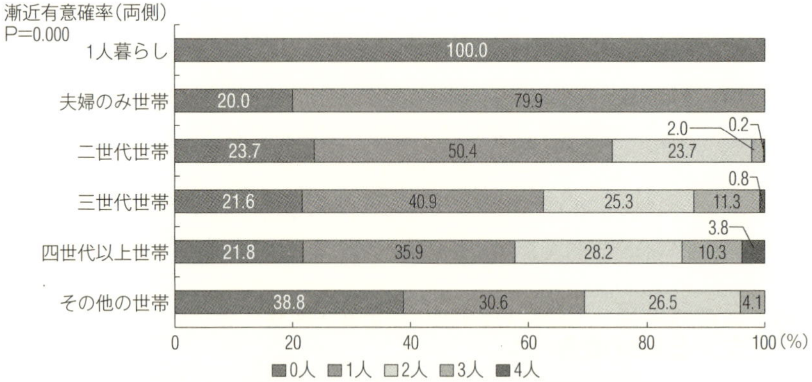

図7-2　家族構成と気がねなく話せる同居家族の数

（出所）筆者作成。

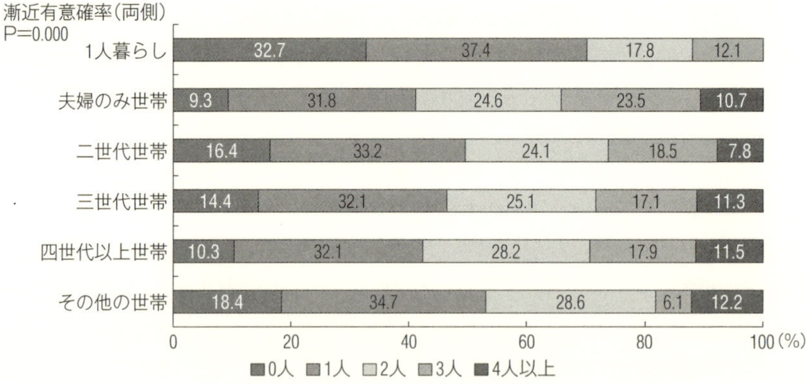

図7-3　家族構成と気がねなく話せる家族（別居を含む）の数

（出所）筆者作成。

家族構成と気がねなく話せる同居家族の数、家族構成と気がねなく話せる家族（別居を含む）の数についてまとめたものが**図7-2**、**図7-3**である。気がねなく話せる家族を同居のものに限定すると、１人暮らし、夫婦のみ、二世代同居、三世代同居、四世代以上同居と家族構成が複合的になるに従って、その数は増加している（**図7-2**）。

これに対して、別居の家族を含めた場合、１人暮らしのケースで、気がねなく話せる家族数が少ないことが目立つ以外、家族構成による大きな偏りは見られない（**図7-3**）。

子どもの独立によって、夫婦のみになった世帯や、夫婦とその親から構成される高齢の二世代世帯では、独立した子ども世帯が近隣に居住している場合（福井型の修正拡大家族）、別居した家族との日常的なコミュニケーションが可能であり、気がねなく話す関係を継続しやすいからであると考えられる。

近隣（30分圏内）に、自分や配偶者の親あるいは自分の子どもが住んでいる場合、気がねなく話せる家族（別居を含む）の数の平均が1.84人であるのに対して、住んでいない場合は1.63人と、１％水準で有意な差を示している。

2　三世代同居・近居（福井型の修正拡大家族）を支える地域構造

三世代同居や福井型の修正拡大家族は、気がねのない話し相手を身近に確保することを容易にし、精神的な健康の維持に寄与しているといえそうである。

三世代同居や福井型の修正拡大家族といた家族形態は、福井県の特徴である定住性の高さによって生み出され、維持されている。平成18年の福井県からの人口転出率は1.51％福井県への人口転入率は1.26％で、いずれも全国で四十四位となっている［総務省 2006a］。

人口転出率の高い地域では、就学や就職を契機とする若者の流出によって、過疎化と高齢化が進展し、核家族から子ども世代が離脱した高齢の夫婦のみ世帯、祖父母・親・子の三世代家族から子ども世代が離脱した高齢の二世代家族、高齢者の単身世帯が増加することになる。逆に、人口転入率の高い地域では、就学や就職による大都市圏への独身の若年層の流入、大都市圏近傍のベッドタウンへの相対的な地価や家賃の安さを理由とした子育て期の世帯（両親と未婚の子どもからなる二世代世帯＝核家族）の移住、によって若年の単身世帯や若年の二世代世帯が増加することになる。

福井県の人口の流出、流入の圧力を受けにくい地域構造の背景として、まず、その地理的な位置に注目する必要がある。福井県は本州の中央部日本海側に京都府と石川県に挟まれる形で位置している。大都市圏との関係では、関西（京阪神）、中部（名古屋）の双方まで200km程度の距離にある。JRの特急を利用すれば、福井駅から乗り継ぎなしで京都駅、大阪駅、名古屋駅まで、それぞれ１時間20分、１時間50分、２時間10分ほどで移動できる。自動車の場合も、北陸自動車道から名神高速道路に入れば、所用時間は大きくは変わらない。また、福井県は日本海側の海上交通の拠点として敦賀港を擁している。

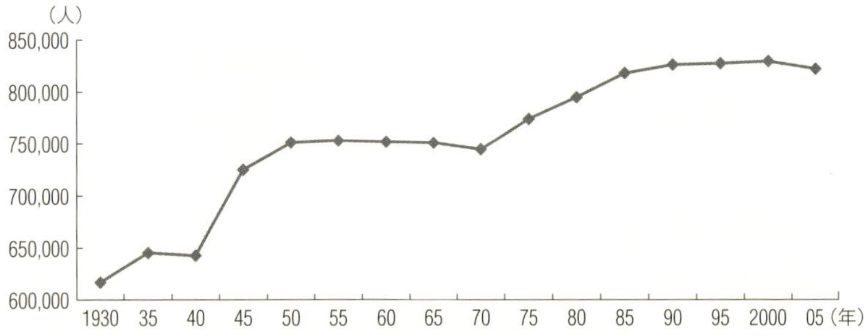

図7-4　福井県の人口の推移

（出所）総務省『国勢調査』。

表7-3　雇用保険適用事業所の規模

規模（人）	事業所数	割合
1～4	10,331	59.76%
5～29	5,633	32.59%
30～99	987	5.71%
100～499	305	1.76%
500～999	23	0.13%
1000以上	8	0.05%
計	17,287	100.00%

（出所）福井県労働局（平成12年度）。

こうした位置は、物流や第２次産業の立地という点からは、一定のアドバンテージとなりうる。一方、人口動態の観点からすれば、福井県は京阪神や名古屋への通勤圏に組み込まれてはいない。福井県よりもさらに一段と京阪神に近い滋賀県や奈良県が通勤圏に組み込まれ、ベッドタウン化の進行による人口流入県になっているのとは対照的である。

福井県は、大都市圏からの「遠さ」によってベッドタウン化による人口流入の圧力から、「近さ」によって就職を契機とした人口流出の圧力から、ともに免れており、ベビーブーム、第２次ベビーブームによる自然増以外に人口の流入・流出による顕著な人口変動を経験していない（図7-4）。絶妙（微妙）な位置関係によって、福井県の特徴である定住性の高さは支えられている。その背景には、雇用機会の豊富さがある。

福井県は、人口10万人あたりの社長輩出数が26年連続で日本一というデータ（帝国データバンク調べ）があるが、これは中小企業が数多く存在していることを示す数字でもある（表7-3）。福井県は人口1000人あたりの事業所数が56.7で１

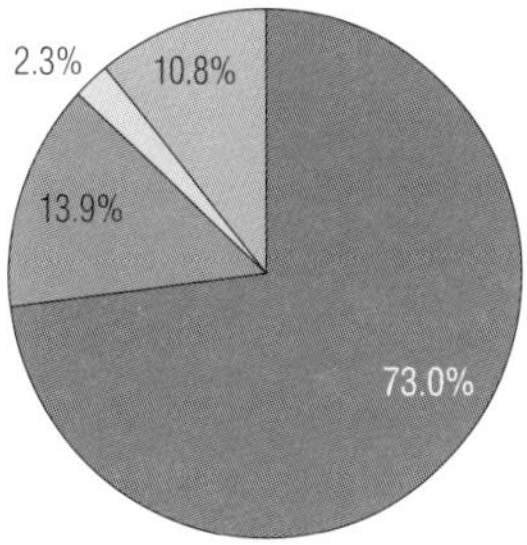

図7-5　通勤時間（片道）

（出所）筆者作成。

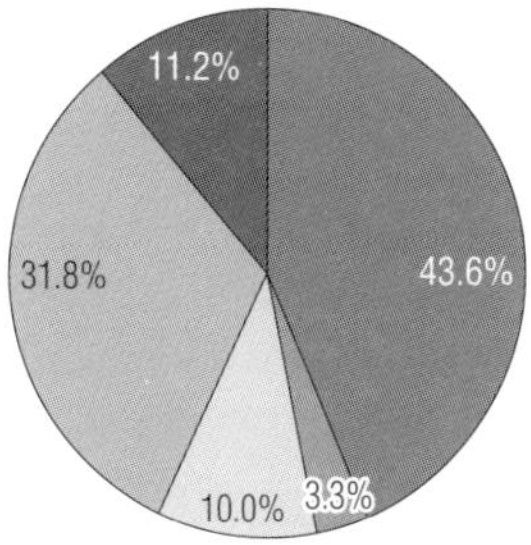

図7-6　現在暮らしている市町村への移住経路

（出所）『女性の就業と生活の質に関するアンケート調査』（平成15年）のデータをもとに筆者作成。

位（全国44.9）であるのに対して、一事業所あたりの平均雇用者数は7.49人で35位（全国9.09人）にとどまる［総務省 2004a］。

繊維、和紙、刃物、メガネ等の伝統的な地場産業の存在に加えて、工場誘致も行われたため、事業所に占める第２次産業の比率が25.4％（全国18.6％）と全国で２番目に高い。

福井県は製造業をはじめ雇用の受け皿が数多く存在するため、就業の機会に恵まれている。平成20年８月の福井県の有効求人倍率（季節調整値）は、1.14倍で５位（全国0.86倍）。51か月連続で１倍台を保っている。都市部と地方で雇用に関する格差が拡大し、35の都道府県で一倍を切る中で、安定した雇用情勢を維持している［厚生労働省 2008］。

「働く場所さえ選ばなければ県内に就職先を見つけることができる」という雇用状況が整っているからこその高い定住性であるといえよう。

福井県は通勤範囲に関しても県内完結型であり、通勤転入率、通勤転出率ともに低水準で、それぞれ1.20％と0.90％となっており、典型的な職住近郊型地域となっている。職住近郊の影響は通勤時間の短さにも現れており、勤労者の４分の３近くが自宅から30分未満の距離に働く場を得ている（図7-5）。

高い定住性から予想される通り、生まれ育った市町村で暮らし続ける住民の割合も少なくない（図7-6）。

通勤圏が県内で完結しているため、職場結婚を契機として移住する場合も、福井県内での移動にとどまるケースが多い。

人口の流入がほとんどなく、都市部に比べて地価上昇の圧力がかかりにくいことが、持ち家比率の高さや住宅の延べ面積の広さ、居住室数の多さの一因となっている。

移動性が低いため地域コミュニティを基盤とした青年団や壮年会、婦人会、老人会といった伝統的な年齢階梯集団や町内会・自治会の組織率が高く、氏子会や講といった地域の神社や寺院を核にした活動も盛んである。近隣や地域の人間関係をベースにした地縁的なネットワークの存在は、住民の社会関係資本（social capital）を多元化し充実させる[1)]。現代社会では、定年退職などを契機として、それまで培ってきた職業上の人間関係から完全に分断されてしまうことがある。そうしたケースでも、地縁的なネットワークに包摂されていれば、社会関係を全面的に喪失し孤立化したり、関係性を一から再構築しなおす必要にせまられたりするリスクを回避することができる。

福井県は、社会活動が盛んなことでも知られており、ボランティア活動の年間行動者率（15歳以上）は34.1％で２位（全国26.0％）となっている［総務省 2006b］。ボランティア活動の活発さは、相互扶助を通して地域生活に安定性や安心感をもたらすが、こうした活動を背景には地域的な人間関係のネットワークの緊密さが存在していると考えられる。

3　三世代同居・近居（福井型の修正拡大家族）と共働き

福井県の就労状況の特徴として、女性の労働力率の高さをあげることができる（図7-7）。

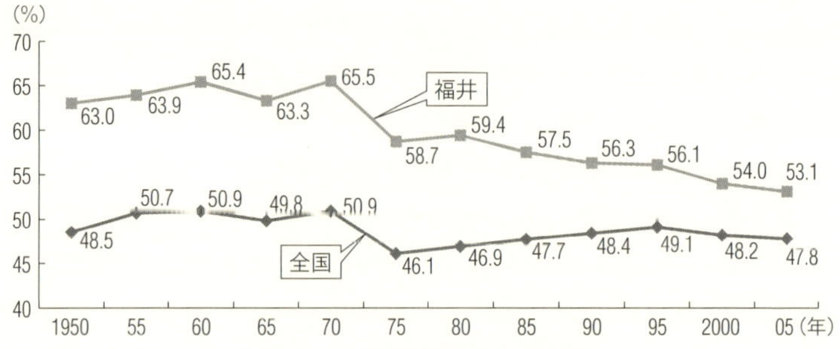

図7-7　女性の労働力率の推移

（出所）総務省『国勢調査』。

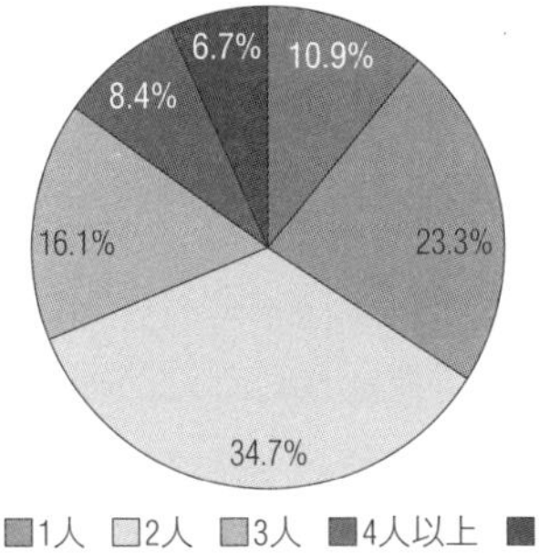

図7-8　1世帯あたりの勤労者数

（出所）筆者作成。

福井の女性の「勤勉さ」に関しても、産業構造から説明することが可能である。平成17年の福井県の賃金は男性33万2100円（全国37万2100円）、女性21万1000円（同23万9000円）といずれも全国平均を下まわる［厚生労働省 2005］。中小の事業所が多いため、大都市圏に比べると1人あたりの賃金水準は低く、賃金の相対的な低さは、女性を労働力市場に押し出す方向で機能する。

一方、繊維やメガネに代表される福井の地場産業は労働集約性が高く、そのことが働く場の豊富さに関しては好条件となり、労働力市場に向けて押し出された女性が吸収されやすくなっている。産業構造の中に、女性の就業に関するプッシュ要因とプル要因が組み込まれているため、福井県では共働きが一般化しやすいのだと考えられる。

後述するように、三世代同居や福井型の拡大修正家族といった居住形態も、子育ての現役世代が親世代から子育てに関するサポートを得ることを容易にし、仕事（賃労働）と子育て（不払い労働）の両立のハードルを下げる方向に機能している。

年功序列型の賃金体系の崩壊や雇用の流動化の進展につれて、片働きのリスクは増大してきている。そうした中で、女性の労働力率の高さや共働き率の高さは、経済的なゆとりや安定性を生み出す要因となる。

今回の調査では、世帯あたりの勤労者の数を尋ねている（図7-8）。勤労者の数が1人以下という回答が34.2%、2人が34.7%、3人以上が24.5%となっており、勤労者が複数いるという回答が全体の6割近くに達した。夫婦共働きという形態だけではなく、働き手が多世代にわたっているケースも少なくないこともうかがえる。

表7-4　GHQと年収の関係（相関係数）

		個人の年収	世帯の合計年収
全体		−0.058*	−0.013
性別	男性	−0.087*	−0.013
	女性	−0.014	−0.007
年齢	20～39歳	0.005	−0.027
	40～59歳	−0.096*	−0.086
	60歳以上	−0.159**	−0.094*

（注）*は5%水準、**は1%水準で有意。
（出所）筆者作成。

家計に関するデータとしては、一世帯あたり貯蓄現残高（勤労者世帯）が1613万5000円で１位（全国1203万7000円）［総務省 2004b］、一世帯あたり実収入（勤労者世帯）が62万3200円で４位（全国52万5300円）［総務省 2006c］といった福井県の「豊かさ」を示す数字をあげることができる。持ち家比率の高さや住宅の延べ面積の広さ、居住室数の多さは安定した収入と貯蓄の成果でもある。

今回の調査では、「家計・収入の満足度」、「仕事の満足度」について、それぞれ５段階、４段階で答えてもらっており、いずれも数字が小さい方が満足度は高い。これと精神的な健康度を表すGHQの関係（相関係数）を調べると、「家計・収入の満足」が0.360、「仕事の満足度」が0.339と、いずれも１％水準で有意な結びつきがみられる。家計や収入、仕事に満足しているものほど、精神的な健康度が高いという傾向が確認できるのである。

GHQと年収の関係（表7-4）を見ると、全体的な傾向としては、「個人の年収」が多いほど、精神的な健康度が高くなる傾向がある。性別に集計すると、男性で同様の傾向が見られる。年齢階層別の集計では、40から59歳と60歳以上で同様の傾向が見られ、60歳以上では「世帯の合計年収」の多さと精神的な健康度の間にも比例関係が認められる。

4　三世代同居・近居（福井型の修正拡大家族）と子育て

三世代同居や福井型の修正拡大家族が維持されていくためには、子どもを産み育てる人間の再生産活動が必要である。人間の再生産という観点から福井県の特徴について検討していきたい。

福井県の合計特殊出生率（１人の女性が一生の間に生むと推定される子どもの数）は、

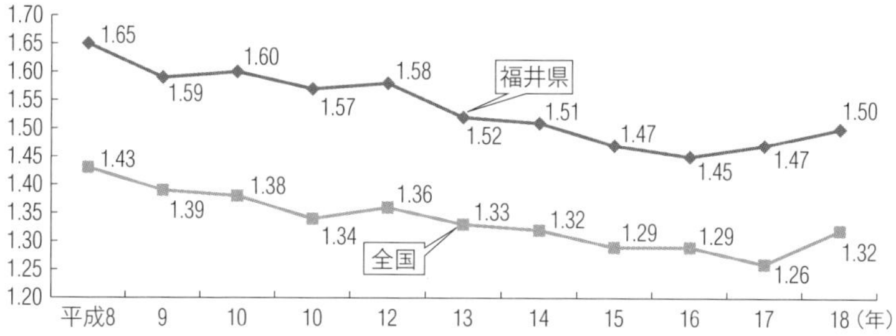

図7-9　合計特殊出生率の推移

（出所）厚生労働省統計情報部『人口動態統計』、総務省統計局『国勢調査報告』及び同『人口推計年報』をもとに筆者作成。

表7-5　福井県の全国順位と全国差の推移

平成（年）	8	9	10	11	12	13	14	15	16	17	18
全国順位	7	8	8	6	8	9	8	9	11	2	6
全国との差	0.22	0.20	0.22	0.23	0.22	0.19	0.19	0.18	0.16	0.21	0.18

全国平均を上回り、ほぼ一貫して上位10位以内で推移してきている。平成17年には全国で唯前年を上回り、全国順位でも沖縄に次いで２位となり、注目を集めた。18年にも上昇を続け、合計特殊出生率は1.50となったが、２年連続して上昇したのは全国で福井県だけである（図7-9、表7-5）。

福井県が日本国内で相対的に高い合計特殊出生率を維持している理由について、三世代同居や福井型の修正拡大家族といった家族形態や子育て支援施策から検討していきたい。

OECD参加24か国において、2000年のデータで、15から64歳の女性の労働力率と出生率は正の相関関係を示している（図7-10）。育児期の女性が仕事を続けられるよう環境整備がなされないと、出生率の増加は望めないということである。先進諸国において、少子化の大きな原因になっているのが、仕事（賃労働）と子育て（不払い労働）の両立しがたさである。一方では、経済活動のグローバル化の進展にともなって、雇用の流動化が進み、片働きのリスクは増大していく。他方、産業構造が高度化するにつれて、労働力市場で競争力を持つためには、高度な専門知識や技能、資格が必要になり、それと平行して、就学年数は長期化し学費は高騰する。複数の子どもを産み育て、社会的な競争力を付与するには、安定的な収入の確保が必要になるが、そのためには仕事と子育ての両立を可能にするための種々のサポートの存在が鍵になる。

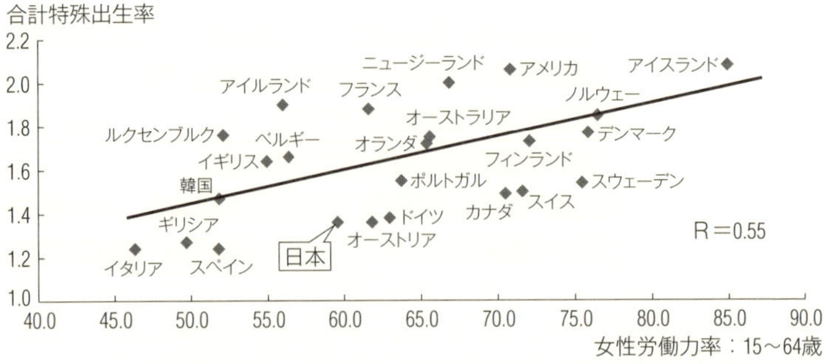

図7-10　OECD加盟24か国における女性労働力率と合計特殊出生率（2000年）

（出所）平成18年度版男女共同参画白書。

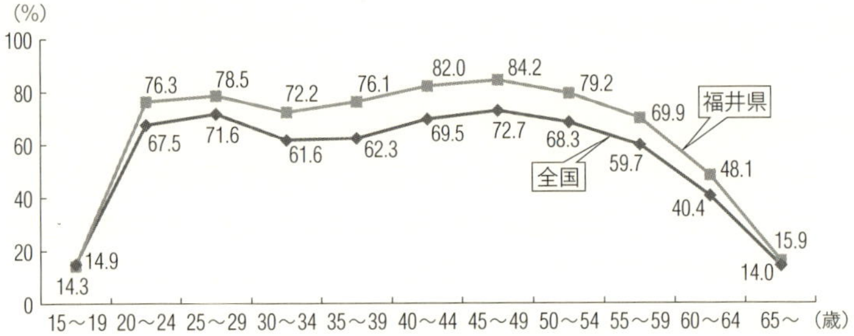

図7-11　女性の年齢別労働力率

（出所）総務省『国勢調査』平成17年。

福井県の女性の年齢別労働力率は、15から19歳を除くすべての年齢層で全国平均よりも高水準になっている（図7-11）。女性の労働力率の底に当たる30から34歳の年齢階層でも福井県の労働力率は72.2あり、全国の61.6％に比べて高率である。また、25から29歳の年齢階層からの低下率も福井県は6.3ポイントで、全国の10.0ポイントより少ない。全国と比較した場合、30代の女性の労働力率の高さが顕著である。子育て期にあたる女性の多くが結婚・出産を経ても離職せず、子育てをしながら仕事を続けていることがうかがえる。

仕事と子育ての両立を促進する要因には様々なものがあるが、育児の家族間での分担・分業に関する要因と、育児の社会化に関する要因に大別できる。社会化に関しては、さらに、育児に要する費用負担に関する経済的な支援と育児そのものをサポートする直接的な支援を区別することができる。

家族間での分担・分業に関して、福井県の場合、三世代同居や福井型の修正

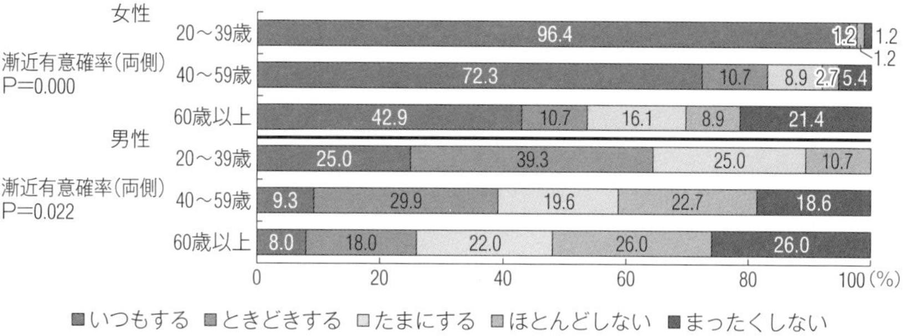

図7-12　乳幼児の世話の実施頻度（男女・年代別）〔非該当を除く〕

（出所）『男女共同参画社会の実現に向けて――女性の就業と生活の質に関するアンケート調査――』平成15年をもとに筆者作成。

拡大家族といった居住形態によって、子育ての現役世代は親世代からのサポートを期待できる。例えば、出勤に際して、近所に住んでいる親世代に子どもを預け、保育所や幼稚園への送り迎えをしてもらい、さらに勤めが終わるまで面倒をみてもらった上で、帰宅時に子どもを迎えに立ち寄るといった光景も福井県ではめずらしくない。託児施設への送迎以外にも、子どもや親の急病、急用、ちょっとした用件や外出に際して、柔軟に対応してもらえることのメリットは大きい。

平成15年に実施した『男女共同参画社会の実現に向けて――女性の就業と生活の質に関するアンケート調査――』[2)]では、12種類の家事の実施頻度について、「いつもする」「ときどきする」「たまにする」「ほとんどしない」「まったくしない」の５段階で答えてもらっている。福井県は女性の就業率が高いにもかかわらず、女性に比べて男性の家事の実施頻度は有意に低く、そうした傾向は女性が家事専業であっても有業であっても変わらないことが確認されている［塚本 2004：30-41］。

この調査のデータを使って、育児（乳幼児の世話）の家族間での分担・分業についてまとめたものが**図7-12**である。世話の対象となる乳幼児のいない非該当のものは除いて集計してある。

乳幼児の世話に関しては、父親にあたる20から39歳の年齢階層の男性の４分の１が「いつもする」と答えており、食事の準備や後かたづけ、掃除、洗濯などに比べれば高い実施頻度を示している。しかしながら、母親にあたる20から39歳の年齢階層の女性のほぼ全員が「いつもする」と答えていることを考えると、育児の分担が両性間で平等になされているとはいい難い。

男性の場合、年齢階層が上がると「いつもする」という回答が顕著に減少し、40から59歳、60歳以上の年齢階層では10%を下まわる。これに対して、女性の場合、年齢階層が上がっても急激な低下は見られず、40から59歳で72.3%、60歳以上でも42.9%が「いつもする」と答えている。

父親にあたる年齢階層（20から39歳）の男性よりも、祖母にあたる年齢階層（60歳以上）の女性の方で、「いつもする」という回答の割合が高いこと、祖父母にあたる年齢階層（60歳以上）で、男性（祖父）と女性（祖母）で実施頻度に極端な差があることは注目に値する。

育児に関する家族間の分担・分業は、両性間で平等になされているわけではなく、父親は他の家事に比べれば積極的に参与しているものの、依然として母親にかかる負担の方が遥かに大きい。母親が仕事と育児の両立をはかるうえで、大きなサポートになっているのは父親よりも祖母の存在であり、両性間の水平な分担・分業よりも、女性による世代間の垂直な分担・分業によって支えられている。

「共働き県」福井で、相対的に高い合計特殊出生率が維持されている背景として、三世代同居や福井型の修正拡大家族といった居住形態によって、女性による世代間の垂直な分担・分業が容易になっていることが重要であるといえそうだ。

多世代同居にともなう複数の働き手による安定した収入と貯蓄は、高学歴化による扶養年数の伸長と教育費用の高騰に対して、子育てに要するコストの負担を容易にする。女性の労働時間の長さ（月間平均実労働時間が177時間で全国１位（全国171時間）、［厚生労働省 2002］）は、子育てにマイナスに働くが、こうした負の効果は通勤時間の短さや親世代からの育児サポートの存在によって補償されうる。安定した収入と貯蓄の成果でもある持ち家比率の高さや住宅の延べ面積の広さ、居住室数の多さは子育てにプラスに機能する。

育児の社会化に関して、福井県は日本に８つしかない保育所待機児童ゼロ県（平成17年４月１日現在）の１つであるが、これは政策的な取り組みの結果というよりは、人口流入の少なさの帰結としての側面の方が大きい。

福井県では、３人目以降の子どもについて、妊娠中の検診費、３歳までの保育料や病児保育・一時保育等の利用料、医療費を原則無料化（平均的世帯で計134万円の負担軽減と試算されている）する「ふくい３人っ子応援プロジェクト」や不妊治療を受けている夫婦の経済的負担を軽減し治療機会を増やすため、体外受精および顕微受精に要する治療費助成を実施する「不妊治療費助成事業」などの経済的な支援に加えて、病気療養中の子どもを預かる病児保育や病気の回復期にある子どもを預かる病後児保育を、看護士や保育士などのスタッフを常時配置して、県内9市2町の17か所で実施する「病児デイケア」や児童館、公民館、学校の空き教室等を利用して、すべての児童を対象に学習や体験活動の場を提供する「放課後子ども教室」と、共働き家庭などの留守家庭の児童に遊びや生活の場を提供する「放課後児童クラブ」を一体的に企画・運営する「放課後子どもクラブ」といった形で直接的な育児サポートを実施している。

また、NPO法人やシルバー人材センターなどが実施する一時保育、保育所等への送迎、家事支援といったサポート（現在9市3町29か所で実施）の充実を図るとともに、利用料の半額（標準利用料700円／時間のうち350円／時間）および保険料を助成する「すみずみ子育てサポート事業」や保育士や保健士等の有資格者を「子育てマイスター」として募集（現在430人が登録）し、子育て中の保護者が地域で気軽に子育てに関する悩みや不安を相談できるよう、児童館、公民館での児童相談などでボランティア活動を実施する「マイスター地域活動推進事業市民活動」などを、市民活動・社会活動とパートナーシップで組む形で実施・推進している。

その他にも、企業における子育て応援を促進する「子育て支援職場づくり推進事業」や「父親子育て応援企業表彰」、子育てに優しい地域社会づくりをめざす「ママ・ファースト運動」や「キッズデザイン「子どものまち」づくり事業」なども展開されており、多様な社会資源を活用して、様々な施策が多元的、総合的にすき間のない形で実施・推進されている。

福井県においては、三世代同居や福井型の修正拡大家族といったある意味でプレモダンな家族の形態と行政による様々な形での育児サポート事業、活発な社会活動・地域活動が複合する形で、仕事と子育ての両立という課題を克服すための実践がなされている。

福井県における相対的な出生率の高さを支えるもう1つの条件として、未婚率の低さをあげることができる（図7-13）。30代の未婚率（1度も結婚したことがない人の割合）は、男女とも全国を下まわり、35から39歳の男性で26.2%（全国30.0%）、女性で12.3%（全国18.4%）で、それぞれ45位、47位となっている［総務省 2005］。

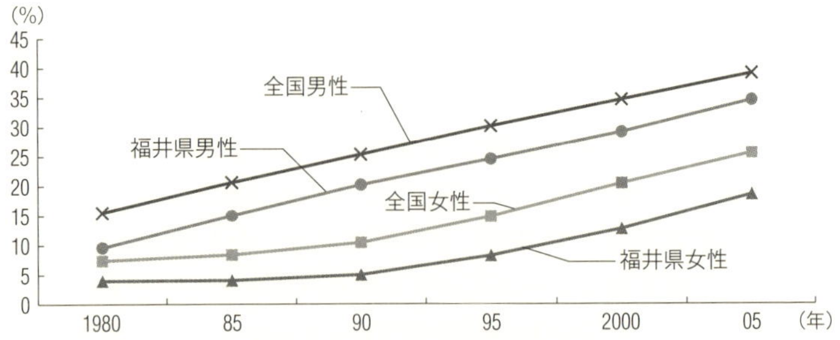

図7-13　30代の未婚率の推移

（出所）総務省『国勢調査』。

表7-6　子どもや孫の存在とGHQ

	子どもの有無		子どもとの同居		孫との同居	
	いる	いない	している	していない	している	していない
全体	**3.10**	**4.08**	3.29	3.18	**2.89**	**3.32**
女性	**3.20**	**4.37**	3.40	3.29	**2.89**	**3.46**
男性	**2.99**	**3.82**	3.18	3.07	2.89	3.17

（注）太文字網掛けの部分は1%水準、太文字の部分は5%水準で有意。
（出所）筆者作成。

福井は出産･子育てと女性の就労継続を両立可能にする条件に恵まれており、このことは結婚に際して女性が男性に求める経済的な条件を引き下げる効果をもつと考えられる。人口移動の少なさは、知人の紹介などを通した「出会い」の機会の豊富さにもつながる。

三世代同居や福井型の修正拡大家族にあっては、孫世代が祖父母世代と接触する機会が増大し、様々な形で影響を受けやすくなる。このことは、近隣や地域コミュニティの人間関係の緊密さと合わせて、伝統的な社会規範や習慣が維持（温存）されやすい土壌の形成につながる。こうした傾向も、未婚率の低さにもある程度は影響していると思われる。

しかし、その福井県でも男女の平均初婚年齢や未婚率は上昇してきている。そこで、若者の出会いや交流の場を用意するなどの結婚を応援する環境作りへの取り組みがボランティアなどの社会資源を取り込む形でおこなわれている。それが、結婚相談員による「迷惑ありがた縁結び」で、福井県婦人福祉協議会の200人の結婚相談員（ボランティア、交通費のみ支給）が、県結婚相談所をはじめ県内12地区30か所で定例相談（月２回以上）をおこない、家庭訪問するなど地域の仲人役として積極的に活動（利用料金は相談時1000円、結婚成立時に１組4000円）を展開するとともに、組合加入の理容・美容店（約1700軒）の協力を得て結婚相談事業をPRしている。

最後に子どもや孫の存在が精神的な健康に与える影響について概観しておきたい。子どもの有無、子どもと同居しているか、孫と同居しているか、によって精神的な健康度を示すGHQに差があるかどうかを確かめたものが**表7-6**である。すべての回答者のデータをまとめて集計すると、子どもがいるもののGHQの平均値は3.10、いないものの平均値は4.08となり、１％水準で有意に子どものいるものの精神的な健康度が高い。一方、子どもと同居していてもいなくても、GHQに有意な差はみられない。孫との同居に関しては、同居しているもののGHQの平均値は2.89、していないものは3.32と、５％水準で有意に同居しているものの精神的な健康度が高い。

子どもと同居しているかどうかではなく、子どもの有無によってGHQの値に有意差が生じるのは、同居はしていなくても親子が近隣に居住することで緊密なコミュニケーションや相互扶助を維持している福井型の修正拡大家族が多数存在するためだと考えられる。孫と同居している高齢者は、孫と身近に接することによって生きがいを感じたり、生活に張りがでたりすることで精神的な健康度が高まっているのではないかと推察できる。

男女別に集計すると、女性で全体集計と同様に、子どもの有無、孫と同居か否かによってGHQに有意な差が見られるのに対して、男性では、子どもの有無で有意差がみられるものの、孫と同居か否かでは有意差はみられない。これは、乳幼児の世話といった形で、日常的に密接に孫と関わるっているのが祖母であり、そうした形で祖父が孫と関わることが圧倒的に少ないためであると考えられる。

おわりに

中小の事業所が数多く存在する産業構造によって、福井県の高い定住は支えられており、三世代同居や福井型の修正拡大家族といった居住形態を維持することが可能になっている。そうした居住形態は共働きや仕事と子育ての両立と適合的であり、気がねなく話のできる相手の確保や生きがいの創出といった形で中高年以上の年齢階層の精神的な健康を保つ上でも一定の効果を発揮してい

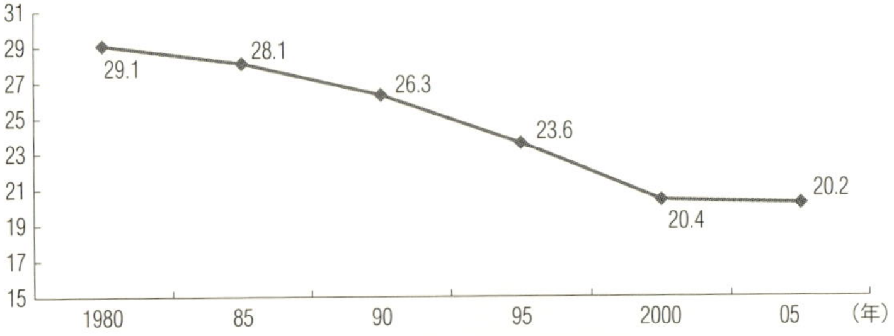

図7-14　三世代同居率の推移

（出所）総務省『国勢調査』。

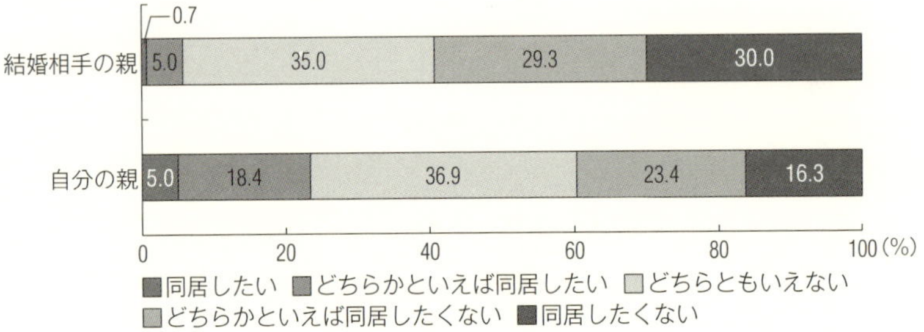

図7-15　福井県立大学生の結婚後の親との同居についての意向

（出所）福井県立大学在学生調査（平成18年）をもとに筆者作成。

表7-7　親世代との同居とGHQ

	同居している	同居していない
父親	**3.82**	**3.13**
母親	**3.70**	**3.12**
義理の父親	3.47	3.23
義理の母親	**3.80**	**3.17**

（注）太文字の部分は1%水準で有意。
（出所）筆者作成。

ると思われる。

しかしながら、福井県においても三世代同居は減少傾向にある（図7-14）。

平成18年に福井県立大学で塚本が担当している「社会福祉調査Ｂ」の授業の中で実施した県立大の在学生を対象にしたアンケート調査（回答者数147）では、結婚後に自分の親や結婚相手の親と同居したいかどうかを尋ねている（図7-15）。

結婚相手の親との同居に関しては、否定的な回答が肯定的な回答を53.6％上回り、自分の親との同居に関しても、同様に否定的な回答が肯定的な回答を16.3％上回る。

親世代と同居しているか、していないかでGHQの値を比較すると（表7-7）、父親、母親、義理の母親と同居しているものの平均値が、同居していないものの平均値に対して、1％水準で有意に高くなっており、親世代との同居によって子ども世代の精神的なストレスが高まっていることが推察される。

三世代同居にはデメリットもあり、若い世代から敬遠される傾向にある。三世代同居のメリットを強調しても、こうした傾向を変えることは容易ではないと考えられる。福井県の居住形態のメリットを生かすためには、福井型の修正拡大家族の意義を確認、再評価することが重要になってくると思われる。

注

1）ソーシャルキャピタル論については、Putnam［2000］参照。

2）塚本を研究代表者とする「福井県労働と福祉研究会」によって、（財）福井県大学等学術振興基金の助成を受けて、平成15年6月に行われた。20歳以上の福井県民から層化二段無作為抽出法によって2150人の調査対象者を選び、郵送法で実施。有効回答数は945、有効回収率は44.0％。

第8章

変貌する永平寺地域の長寿学

1　変貌する永平寺地域

(1) 変貌する永平寺地域

少子高齢社会の本格化にともない健康でいきいきと年齢を重ねていくことの重要性への認識が広がっている。健康長寿に関して、病気の治療を中心とした医療的なアプローチに加えて、みんなが健康でいられる社会を目指すパブリックヘルスの観点が注目されている。そうしたアプローチでは、健康に対して、経済的・社会的な格差が及ぼすマイナスの影響や社会的なネットワークへの包摂や支え合いが及ぼすプラスの影響が検討されている。ソーシャルキャピタル（社会関係資本）やソーシャルサポートと健康長寿の関係の検証が重要な課題として浮上してきているのである。

健康とソーシャルキャピタルとの関係についての先行研究としては、Kawachi and Kennedy［2002］、Kawachi et al.［2008］をはじめとして、Ichiro Kawachiを中心としたアメリカを主要なフィールドとした研究がある。日本を視野に入れた研究としては、今村・園田・金子［2010］、Aida et al.［2011］、Aida et al.［2013］、Kawachi, and Subramanian eds.［2013］、カワチ・等々力編［2013］、川上・橋本・近藤［2015］などがあり、研究の蓄積が進められている。これらの研究の多くで、実証的なアプローチから検証が進められているのは、主に経済的・社会的な格差が健康に及ぼすマイナスの影響である。

ソーシャルキャピタルの定義は一様ではなく、論者によって強調されるポイントは異なるが、ロバート・パットナムによる代表的な定義である「協調行動を容易にすることにより社会の効率を改善しうる信頼、規範、ネットワークなどの社会的仕組みの特徴」［Putnam 1993］に見られるように、信頼、互酬性などの規範、個人や企業などの間の具体的なネットワークによって定義されるのが一般的である。

パットナムはソーシャルキャピタルが豊かであることのメリットとして、①市民による集合的問題の解決を容易にすること、②コミュニティの円滑油となること、③寛容で他者の不幸に共感的な性格特性の形成・維持につながること、④目標達成を促進するのに有用な情報の流れるパイプとして機能すること、をあげている［Putnam 2000］。

ソーシャルキャピタルが豊かな社会は孤立した人をつくらない包容力のある社会になると考えられ、地域コミュニティの一体感の醸成や犯罪の抑止がソーシャルキャピタルの効果として指摘されている。日本におけるソーシャルキャピタルに関する代表的な論者である稲葉は、ソーシャルキャピタルが現代の経済・社会において果たすことのできる重要な機能として、「①企業を中心とした経済活動、②地域社会の安定、③国民の福祉・健康、④教育のあり方、⑤情報化社会の影響、⑥格差を含めた経済的弱者への対応、⑦政府の効率の７つの分野」［稲葉 2007］を列挙している。

福井県立大学の健康長寿研究プロジェクトでは、「からだ、こころ、しゃかい」の３つの側面から、健康長寿に関連する要因を探っていく総合的なアプローチ（「健康長寿のトライアングルモデル」）が採用されている。ここでは、そのうち「しゃかい」的な要因であるソーシャルキャピタルやソーシャルサポートを中心に、「からだ」の健康に直接的に関係する生活習慣（健康習慣および食習慣）、「こころ」の健康状態に関係するメンタルヘルスや生活満足度が、どのように健康に影響しているのかを変貌する永平寺町地域を対象に検討していきたい。

(2) 永平寺町の概況

平成18（2006）年２月に、松岡町・永平寺町・上志比村が合併し、新たな永平寺町が誕生した。永平寺町は、勝山盆地と福井平野の間、東から西へ流れる県内最大の河川九頭竜川に沿って位置し、東は勝山市に、南西は県都の福井市に、北は坂井市と接している（図8-1）。九頭竜川の上流側から上志比・永平寺・松岡地区となっている。主要な交通網として、北陸自動車道が南北に通り、福井北ジャンクション・インターチェンジで中部縦貫自動車道が接続している。今後、長野県松本市にいたる中部縦貫自動車道の全線開通が予定されており、交通の要衝として重要な地位を占めている。また、近隣市とも鉄道・バスで結ばれ、交通の利便性に恵まれた地域となっている。福井市に隣接しているため、ベッドタウン化が進んでいることも１つの特長といえる。

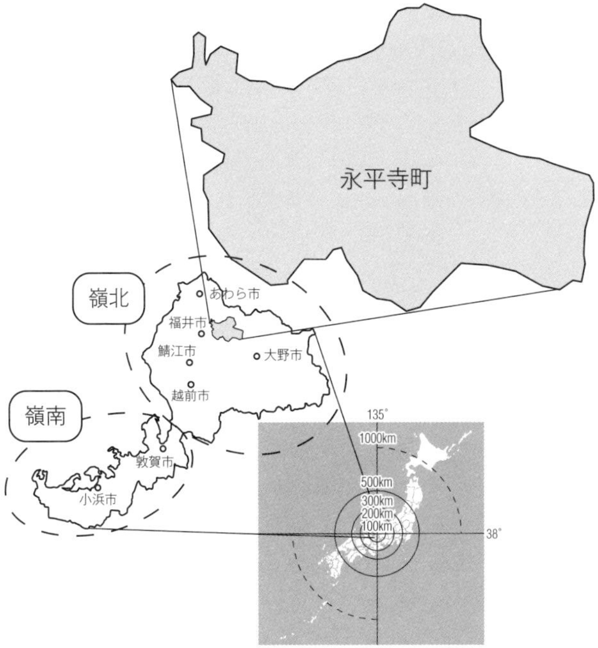

図8-1　福井県および永平寺町の位置

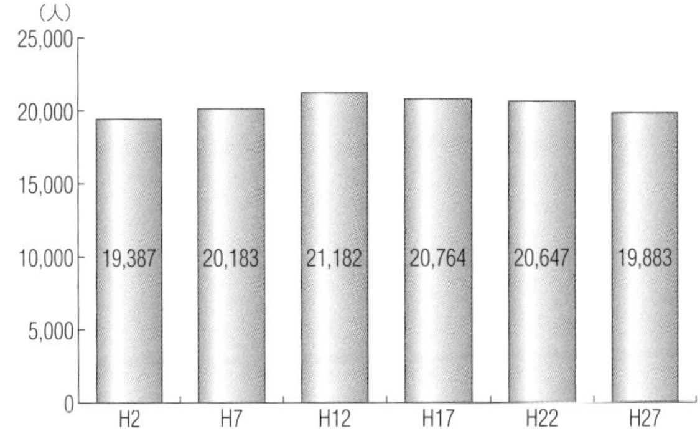

図8-2　永平寺町の人口の推移

（出所）平成27年国勢調査。

平成13（2001）年にピークを迎えた人口は減少に転じ、平成27（2015）年時点では１万9883人と２万人を割り込んでいる（**図8-2**）。人口の分布では松岡地区の市街地に人口が集中し、その他は九頭竜川流域の平野部や中山間地に点在し

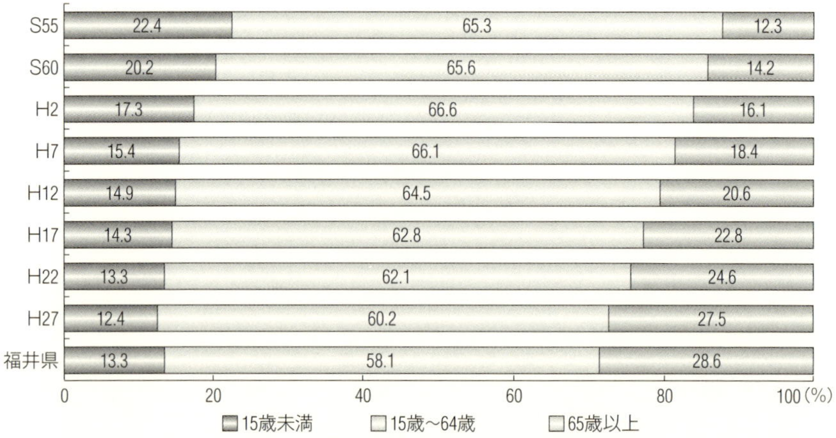

図8-3　年齢3区分別人口割合の推移

（出所）平成27年国勢調査。

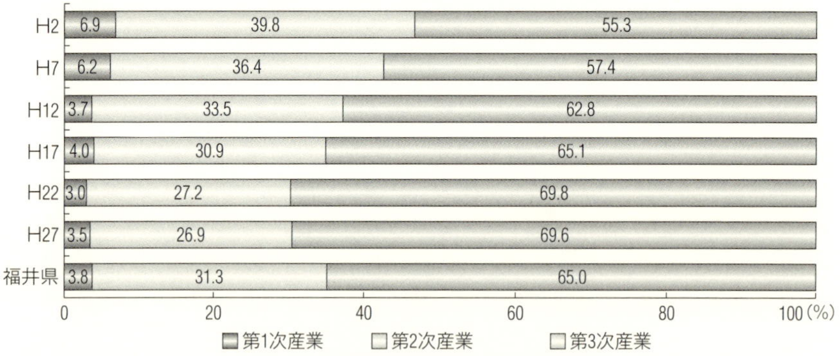

図8-4　産業別就業人口割合の推移

（出所）平成27年国勢調査。

ている。年少人口（0～14歳）は12.4％、生産年齢人口（15～64歳）は60.2％であり、これらは年々減少する傾向に、一方、老年人口（65歳以上）は27.5％と増加傾向にある。県内では高齢化率が低い地域であるが、年少人口の割合は県全体より低く、少子化が進んでいる（図8-3）。

平成27（2015）年時点で、1万414人（分類不能の産業を含む）が就業しており、第1次産業（農業・林業・水産業・牧畜業・狩猟業）が3.5％、第2次産業（鉱業・工業・建設業）が26.9％、第3次産業（商業・運輸通信業・金融保険業・公務・自由業・その他のサービス業）が69.6％となっている（図8-4）。近年では、第１次産業および第２次産業の割合が減少する一方、第３次産業の割合が増加している。農業や繊維関連の事業者は多いが、町内最大の事業所は福井大学医学部附属病院であり、医療福祉や教育・研究など、公務を含むサービス業が実質的な主体となっており、福井県全体の状況と比べると、第３次産業の就業人口割合が高い地域となっている。

就業・従業人口比は、多くの産業で他市町への流出超となっており、ここからも永平寺町がベッドタウン化していることがわかる。一方、医療・福祉、教育・学習支援業は他市町からの流入超となっており、雇用を生み出しているといえる。これには町内に２つの大学があることが影響していると考えられる。

(3) アンケート調査の概要と分析の方法

福井県立大学健康長寿研究プロジェクトでは、「健康長寿のトライアングルモデル」を検証する目的で、永平寺町福祉保健課と協力して、20歳以上の永平寺町在住の一般住民から無作為抽出した2000人を対象に「健康長寿を考えるアンケート――「こころ・からだ・しゃかい」の視点から――」を郵送法で、2018年２月に実施した。有効回収数は692件（回収率34.6％）であった。回答者の基本属性（性別、年齢）についてまとめたものが**表8-1**である。60歳以上の回答率が高く、高齢層の実態を強く反映したデータになっている。

福井県の平均寿命は男性が80.5歳（全国３位）、女性が86.9歳（全国７位）であり、男女ともに長命である。永平寺町の平均寿命も男性が80.8歳（福井県内の市町で４位）、女性が87.4歳（同３位）と、男女ともに日本人の平均寿命を上回る[1)]。

表8-1　回答者の基本属性

項目	カテゴリー	%
性別	男性	45.6
（n＝689）	女性	54.4
年齢	20歳代	6.5
（n＝680）	30歳代	8.1
	40歳代	10.7
	50歳代	15.4
	60歳代	25.3
	70歳代	20.1
	80歳以上	13.8

（出所）筆者作成。

表8-2　研究のタイプ分類

		暴露(Exposure)	
		個人レベル	集合レベル
結果(Outcome)	個人レベル	Traditional risk factor study	Contextual study
	集合レベル	×	Ecological study

（出所）Kawachi［2008］をもとに筆者作成。

ソーシャルキャピタルが健康に及ぼす影響に関する実証研究について、Kawachi［2008］はEcological study、Contextual study、Traditional risk factor studyの3つのタイプの研究デザインを区別することの重要性を指摘している（表8-2）。

Ecological studyとは、集団レベルで測定された暴露に関するデータ（地域の経済的格差やボランティア活動の行動者率など）と集団レベルで測定された健康指標（地域の平均寿命など）との関連性の分析を意味する。Contextual studyは、集団レベルで測定された暴露に関するデータ（地域の肥満度の平均値など）と個人レベルで測定された健康指標（個人の肥満度など）との関連性の分析を指す。Traditional risk factor studyとは、個人レベルで測定された暴露に関するデータ（食事や運動習慣など）と個人レベルで測定された健康指標（個人の肥満度など）との関連性の分析を指す。

Kawachi［2008］の分類に従えば、本書で採用されている「健康長寿のトライアングルモデル」はTraditional risk factor studyに相当することになる。「健康長寿のトライアングルモデル」の特徴としては、暴露要因に関して、従来のTraditional risk factor studyのほとんどで明確に区別されていたとはいい難い「しゃかい」的な要因（個人レベルでのソーシャルキャピタルやソーシャルサポート）と「からだ」の健康に直結する要因（健康習慣や食習慣）や「こころ」の健康（メンタルヘルス）を区別し、その上で、これらの要因が健康に影響を及ぼす経路についての検証を行っていることが挙げられる。

福井県は、各種のデータから、集団レベルや地域レベルでみたソーシャルキャピタルが充実していることが予想される[2)]。集団レベル、地域レベルのソーシャルキャピタルが十分に豊かであれば、そこに所属する個人は、ある意味で、それに「ただ乗り（free ride)」することが可能になる。人間関係のネットワークやそこでの互酬関係を維持するためのコストを支払うことなく、治安の良さやボランティア活動・市民活動の成果のみを享受することもできるのである。本書で検証されるのは、Contextual studyによって検証されるメンバー全員がその恩恵に浴することのできるこうしたプラスの効果（文脈効果）を所与の前提としたうえで、ソーシャルキャピタルが豊な集団や地域において、個人レベルでのソーシャルキャピタルの豊かさが、上記の効果に追加して、さらにプラスの効果を与えうるかどうかであると位置づけられる。

「健康長寿のトライアングルモデル」の検証にあたっては、まず、① 従属変数として、回答者の健康状態に関する主観的な評価（健康度自己評価）を設定し、② 独立変数として、健康に影響を与えることの予想される「からだ」、「こころ」、「しゃかい」に関する要因を設定した重回帰分析を行なう。具体的には「からだ」に関する要因として、生活習慣（健康習慣と食習慣の２項目）、「こころ」に関する要因として、メンタルヘルスの状態（GHQ-12による測定）と全般的な生活満足度、「しゃかい」に関する要因として、因子分析によって抽出したソーシャルキャピタルおよびソーシャルサポートに関する因子を投入する。コントロール変数として、健康状態に関する客観的な事項として、半年以上にわたる通院治療や服薬の経験の有無を用いる。次いで、重回帰分析の結果をふまえて、共分散構造分析を実施する。

2　永平寺地域の長寿学
――こころ・からだ・しゃかい――

今回の分析で従属変数として用いる「健康度自己評価」に関しては、現在の健康状態を尋ね、「非常に健康」、「ほとんど健康」、「ふつう」、「あまり健康でない」、「まったく健康でない」の５段階で回答を得ている。分析にはこの順に、５～１までの得点を与えたものを使用する。単純集計結果をまとめたものが**表8-3**である。

表8-3　健康度自己評価

	%
非常に健康	3.2
ほとんど健康	16.6
ふつう	61.7
あまり健康でない	17.1
まったく健康でない	1.5

n=686
（出所）筆者作成。

表8-4　健康習慣

	%
良好(6～7点)	21.8
普通(4～5点)	62.4
不良(0～3点)	15.7

n=655
（出所）筆者作成。

表8-5　食習慣

	%
良好(6～7点)	44.0
普通(4～5点)	35.2
不良(0～3点)	20.8

n=655
（出所）筆者作成。

健康習慣に関する変数としては、Breslowによるカリフォルニア州アメルダ郡での約7000人の健康度に関する1965年からの９年間にわたる追跡調査から、健康度との密接な結びつきが確認されている７つの健康習慣を指標として使用する。具体的には、①適正体重の維持、②毎日の朝食の摂取、③間食をしないこと、④過度の飲酒をしないこと、⑤喫煙をしないこと、⑥定期的な運動・スポーツの実施、⑦平均して７～８時間の睡眠がとれているか、の７項目について、「はい」か「いいえ」で回答してもらい、「はい」に１点、「いいえ」に０点を与えたものの合計点数を使用する。「良好（６～７点）」、「普通（４～５点）」、「不良（０～３点）」の３段階にまとめ直したものの単純集計結果が**表8-4**である。

食習慣に関する変数としては、「健康日本21」の栄養・食生活分野の目標設定で栄養状態・栄養素（食物）の摂取レベルで提示されている項目を参考に、７つの質問を作成し回答を得た。具体的には、①食べ過ぎないようにしているか、②栄養が偏らないようにしているか、③塩分を控えているか、④野菜を多くとっているか、⑤牛乳や乳製品をとるようにしているか、⑥魚、肉などのたんぱく質をとるようにしているか、⑦温かい飲み物をとるようにしているか、の７項目について、「はい」か「いいえ」で回答してもらい、「はい」に1点、「いいえ」に0点を与えたものの合計点数を使用する。「良好（６～７点）」、「普通（４～５点）」、「不良（０～３点）」の３段階にまとめ直したものの単純集計結果が**表8-5**である。

メンタルヘルスに関する変数としては、General Health Questionnaireの12項目版（以下、GHQ-12と略記）を用いた。GHQはGoldbergによって開発された軽度な精神障害をチェックするための尺度で、災害被害者の調査や職場におけるメンタルヘルス調査などに広く利用されている。もともとは60項目の質問からなっているが、今回は高齢者も含めた地域ベースの調査であるため、その後、短縮版として考案された12項目版を使用した。具体的には、**表8-6**に示した12項目のそれぞれについて、ここ２、３週間の自分の状況を、１．できた（たび

表8-6　GHQ-12の質問項目

1）何かをするときいつもより集中してできましたか？
2）心配事があって、よく眠れないようなことはありましたか？
3）いつもより自分のしていることに生きがいを感じることはありましたか？
4）いつもより容易にものごとを決めることができましたか？
5）いつもよりストレスを感じることはありましたか？
6）問題を解決できなくて困ったことはありましたか？
7）いつもより日常生活を楽しくおくることができましたか？
8）問題があったときにいつもより積極的に解決しようとすることができましたか？
9）いつもより気が重くて、憂うつになることはありましたか？
10）自信を失ったことはありますか？
11）自分は役に立たない人間だと考えたことはありましたか？
12）一般的にみて、しあわせだと感じたことはありましたか？

（出所）筆者作成。

表8-7　GHQ-12の点数

	%
精神的に健康（3点以下）	58.8
精神的に不健康（4点以上）	41.2

n=624
（出所）筆者作成。

表8-8　生活満足度

	%
満足	18.9
どちらかといえば満足	49.1
どちらともいえない	25.1
どちらかといえば不満	5.2
不満	1.6

n=672
（出所）筆者作成。

たびあった）、２．いつもと変わらなかった（あった）、３．できなかった（あまりなかった）、４．まったくできなかった（まったくなかった）、の４段階から回答を得、１または２に回答したものには０点、３または４に回答したものには１点を与えたものの合計点数を使用する。ただし、質問の②、⑤、⑥、⑨、⑩、⑪に関しては逆転項目である。精神的に不健康なものほど高得点になる。「精神的に健康（０～３点）」と「精神的に不健康（４～12点）」の２段階にまとめ直したものの単純集計結果が**表8-7**である。

「生活満足度」に関しては、現在の生活全般に対する満足度を尋ね、「満足」、「どちらかといえば満足」、「どちらともいえない」、「どちらかといえば不満」、「不満」の５段階で回答を得ている。分析にはこの順に、５～１までの得点を与えたものを使用する。単純集計結果をまとめたものが**表8-8**である。

今回の調査では、健康に影響を与えることの予想される「しゃかい」的な要

表8-9　地域行事への参加の程度

	%
必ず参加している	10.4
ほとんどに参加している	39.6
あまり参加していない	34.2
まったく参加していない	15.7

n=681

表8-10　近所付き合いの程度

	%
相談事をするくらい親しくしている	6.4
よく世間話をする	19.2
たまに立ち話をする	47.3
あいさつをすだけ	22.3
ほとんど付き合っていない	4.8

n=683

表8-11　近所の方への手助けの種類

	%
0	39.2
1	38.8
2	13.7
3つ以上	8.3

n=637

表8-12　参加したボランティア活動などの種類

	%
0	53.1
1	23.4
2	13
3つ以上	10.5

n=593

表8-13　気がねなく話せる人の種類

	%
0	5.2
1	21.3
2	20.1
3	28.6
4	14.2
5つ以上	10.6

n=668

表8-14　情緒的なサポートの提供者の種類

	%
0	9.7
1	29.7
2	29.7
3	17.4
4つ以上	13.5

n=639

表8-15　手段的なサポートの提供者の種類

	%
0	30.7
1	38.2
2	17
3	9.5
4つ以上	4.5

n=599

表8-16　一般的な他者への信頼の程度

	%
低信頼（15点以下）	30.7
中信頼（16～20点）	53.3
高信頼（21点以上）	14

n=616

表8-17　互酬性の規範の強さ

	%
低規範（20点以下）	18.3
中規範（21～25点）	54.5
高規範（26点以上）	27.2

n=635

表8-18　地域のソーシャルキャピタルの豊かさに対する評価

	%
低評価（10点以下）	32.6
中評価（11～12点）	37
高評価（13点以上）	30.4

n=641

表8-19　居住地への愛着の強さ

	%
低愛着（10点以下）	43.1
中愛着（11～12点）	34.4
高愛着（13点以上）	22.5

n=641

（出所）表8-9～8-19筆者作成。

因としてソーシャルキャピタルやソーシャルサポートに関する質問を用意した。具体的には、① 地域行事（祭りやイベント）への参加の程度[3]、② 近所付き合いの程度[4]、③ 過去１年間にした近所の方への手助けの種類[5]、④ 過去１年間に参加したボランティア活動・市民活動（NPOなど）の種類[6]、⑤ 個人的なことでも、気がねなく話すことのできる人の種類[7]、⑥ 過去1年間の情緒的なサポートの提供者の種類[8]、⑦ 過去１年間の手段的なサポートの提供者の種類[9]、⑧ 一般的な他者への信頼の程度[10]、⑨ 互酬性の規範の強さ[11]、⑩ 地域のソーシャルキャピタルの豊かさに対する評価[12]、⑪ 居住地への愛着の程度[13]の11項目について尋ね、回答を得ている。単純集計結果が、**表8-9～表8-19**である。

① から⑦ の質問、⑧ と⑨ の質問、⑩ と⑪ の質問に対する回答について、因子分析（因子抽出法：最尤法、回転法：プロマックス法）を行なった。結果をまとめたものが順に、**表8-20**、**表8-21**、**表8-22**である。

それぞれの分析から２つの因子が得られた。因子１と結びつきの強いのは、「地域行事（祭りやイベント）への参加の程度」、「近所付き合いの程度」、「過去１年間にした近所の方への手助けの種類」、「過去１年間に参加したボランティア活動・市民活動（NPOなど）の４項目であり、地域の人間関係のネットワークへの包摂の程度や互酬関係の強さを表していると考えられるため、「ネットワーク」因子と名付けた。因子２と強い結びつきを示すのは、「個人的なことでも、気がねなく話すことのできる人の種類」、「情緒的なサポートの提供者の種類」、「手段的なサポートの提供者の種類」の３項目であり、ソーシャルサポートの受領の程度を表していると考えられるため「ソーシャルサポート」と名付けた。因子３は一般的な他者への信頼に関する質問項目との結びつきが強く、因子４は互酬性の規範に関する質問項目との結びつきが強いため、それぞれ「一般的信頼」、「互酬性の規範」と名付けた。因子５は、回答者が暮らしている地域（小学校区）のソーシャルキャピタルの豊かさの評価に関する質問項目と、因子６は居住地（小学校区）への愛着の程度に関する質問項目と、結びつきが強い。それぞれ、「地域のソーシャルキャピタルへの評価」、「居住地への愛着」と名付けた。以下の分析では、各因子の因子得点を使用する。

６つの因子の相互関係を確かめるために因子間の相関係数（Spearman）を算出したものが**表8-23**である。「地域のソーシャルキャピタルへの評価」と「居住地への愛着」の間には0.673と特に大きな係数が確認され、自分の暮らす地域のソーシャルキャピタルを高く評価しているものほど地域への愛着も強いこ

表8-20　ネットワーク·互酬性、ソーシャルサポートに関する項目に対する因子分析の結果

項目	因子負荷量 因子1 ネットワーク	 因子2 ソーシャルサポート
地域行事（祭りやイベント）への参加頻度	0.632	−0.082
近所付き合いの程度	0.682	−0.044
近所の方への手助けの種類	0.608	0.147
参加したボランティ活動・市民活動の種類	0.551	0.029
気がねなく話せる人の種類	0.178	0.398
情緒的なサポートの提供者の種類	−0.041	0.864
手段的なサポートの提供者の種類	−0.051	0.705
累積寄与率（%）	25.247	43.090

（注1）因子抽出法：最尤法。
（注2）回転法：プロマックス法。
（出所）筆者作成。

表8-21　一般的信頼·互酬性の規範に関する項目に対する因子分析の結果

項目	因子負荷量 因子3 一般的信頼	 因子4 互酬性の規範
ほとんどの人は基本的に正直である	0.742	0.016
私は人を信頼するほうである	0.659	0.089
ほとんどの人は基本的に善良で正直である	0.789	0.038
ほとんどの人は他人を信頼している	0.810	−0.041
ほとんどの人は信用できる	0.881	−0.063
人から助けられたら、同じだけ助け返すべきだ	−0.087	0.811
人から何か贈られたら、同じだけお返しすべきだ	−0.092	0.783
人にかけた迷惑は、犠牲を払ってでも償うべきだ	−0.001	0.609
自分の利益より、社会の利益を第1に考えるべきだ	0.218	0.400
私を頼りにしている人には、親切にするべきだ	0.078	0.676
困っている人には、手助けをするべきだ	0.081	0.581
累積寄与率（%）	34.575	52.392

（注1）因子抽出法：最尤法。
（注2）回転法：プロマックス法。
（出所）筆者作成。

表8-22　お住まいの地域（小学校区）に関する質問に対する因子分析の結果

項目	因子負荷量 因子5 地域のソーシャルキャピタルへの評価	 因子6 居住地への愛着
地域のリーダーたちは良くやってくれている	0.732	−0.017
地域のみんなは助け合っている	0.942	−0.070
地域の人たちは団結心が強い	0.821	0.023
この地域に住み続けたい	0.245	0.444
地域の悪口を自分の悪口のように感じる	−0.116	0.490
この地域の役に立ちたい	0.020	0.706
累積寄与率（%）	41.724	51.992

（注1）因子抽出法：最尤法。
（注2）回転法：プロマックス法。
（出所）筆者作成。

表8-23　因子間の相関関係

		居住地への愛着	一般的信頼	互酬性の規範	ネットワーク	ソーシャルサポート
地域のソーシャルキャピタルへの評価	相関係数	0.673	0.284	0.258	0.265	0.082
	有意確率（両側）	0.000	0.000	0.000	0.000	0.066
	度数	632	576	576	502	502
地域への愛着	相関係数		0.374	0.282	0.440	0.098
	有意確率（両側）		0.000	0.000	0.000	0.028
	度数		576	576	502	502
一般的信頼	相関係数		1.000	0.358	0.236	0.079
	有意確率（両側）			0.000	0.000	0.083
	度数			599	486	486
互酬性の規範	相関係数				0.193	0.089
	有意確率（両側）				0.000	0.050
	度数				486	486
ネットワーク	相関係数					0.298
	有意確率（両側）					0.000
	度数					502

（出所）筆者作成。

表8-24　半年以上通院治療・服薬

	%
あり	59.4
なし	40.6

n=688
（出所）筆者作成。

とが分かる。「ソーシャルサポート」を除く５つの因子間には、すべて0.1%水準で有意な結びつきか確認され、社会関係資本に関する要因は、互いに密接に関連し合っていることが確認できる。地域の人間関係のネットワークに包摂されているものほど、他者への信頼が厚く、助け合いの気持ちが強く、地域のソーシャルキャピタルを高く評価し、愛着も強いことがうかがえる。「ソーシャルサポート」に関しては、現時点で支援をそれほど必要としていないものも多いため、他の要素とあまり結びつきがみられなかったと考えられる。「ネットワーク」とは0.1%水準の結びつきが確認できることから、地域の人間関係に包み込まれているほど、いざというときに相談にのってもらえたり、助けの手を差し伸べてもらえたりする可能性が高いことが分かる。

コントロール変数として投入する要素に関して、「半年以上の通院治療・服薬の経験」は、その有無について尋ね、「はい」という回答に１点を、「いいえ」という回答に０点を与えたものである（表8-24）。

表8-25 「健康度自己評価」を従属変数とした重回帰分析の結果

	標準化係数	
一般的信頼	0.021	
地域のソーシャルキャピタルへの評価	0.027	
互酬性の規範	0.120	**
ネットワーク	−0.035	
ソーシャルサポート	−0.027	
7つの健康習慣	0.031	
7つの食習慣	0.051	
GHQ-12	−0.260	***
生活満足度（全般）	0.190	***
半年以上の通院治療・薬の服用	−0.246	***
VIF（分散拡大因子）の最大値	1.331	
F値	15.040	***
R2乗	0.259	
調整済みR2乗	0.242	

（注）***p ＜0.001　**p ＜0.01　*p ＜0.05。
（出所）筆者作成。

(1) 重回帰分析

「健康度自己評価」を従属変数とした重回帰分析の結果をまとめたものが**表8-25**である。なお、「地域のソーシャルキャピタルへの評価」と「居住地への愛着」の間には強い相関関係が確認されたので、多重共線性の問題を回避するために、独立変数として「地域のソーシャルキャピタルへの評価」の方を採用した。

F値が0.1%水準で有意になっていることから、今回投入した10項目の独立変数により「健康度自己評価」を予測するモデルは有効であり、R2乗値、調整済みR2乗値が、それぞれ0.259、0.242となっていることから、このモデルで「健康度自己評価」の分散の4分の1程度が説明可能であることになる。10項目の変数の内、「からだ」に関する要因として投入した「健康習慣」と「食習慣」の2項目は、いずれも有意とならなかった。一方、「こころ」に関する要因として投入した「GHQ-12」と全般的な「生活満足度」は、いずれも0.1%水準で有意な値を示した。「しゃかい」に関する要因として投入した5つの因子に関しては、「互酬性の規範」のみが1％水準で有意となった。コントロール変数として用いた「半年以上の通院治療･薬の服用」は、0.1%水準で有意となった。

今回投入した他の要因とは独立に、「健康度自己評価」に有意な影響を与えているのは、「半年以上の通院治療・服薬」、「GHQ-12」、「生活満足度」、「互酬

表8-26　「GHQ-12」を従属変数にした重回帰分析

	標準化係数	
一般的信頼	−0.118	*
地域のソーシャルキャピタルへの評価	−0.145	**
互酬性の規範	−0.001	
ネットワーク	−0.190	***
ソーシャルサポート	0.040	
VIF（分散拡大因子）の最大値	1.211	
F値	10.012	***
R2乗	0.100	
調整済みR2乗	0.090	

（注）***p ＜0.001　**p ＜0.01　*p ＜0.05。
（出所）筆者作成。

表8-27　「生活満足度」を従属変数とした重回帰分析の結果

	標準化係数	
一般的信頼	0.070	
地域のソーシャルキャピタルへの評価	0.163	***
互酬性の規範	0.106	*
ネットワーク	0.073	
ソーシャルサポート	0.064	
VIF（分散拡大因子）の最大値	1.204	
F値	8.855	***
R2乗	0.087	
調整済みR2乗	0.077	

（注）***p ＜0.001　**p ＜0.01　*p ＜0.05。
（出所）筆者作成。

性の規範」の４項目であった。「半年以上の通院治療・服薬」の経験のあるものは「健康度自己評価」が低く、「GHQ-12」の値が低く精神的な健康度が高いものは「健康度自己評価」が高い。「生活満足度」が高いもの、「互酬性の規範」が強いもの、も「健康度自己評価」が高いという結果となった。なお、多重共線性を診断するVIF値が著しく高い独立変数はみられず、多重共線性のおそれはないと考えられる。

上記の分析からは、「健康度自己評価」に関して、「しゃかい」的な要因として直接的な影響関係が確認されたのは「互酬性の規範」だけであった。一方で、地域社会の人間関係のネットワークに包摂され、他者を信頼して暮らしているものほど、ストレスが少なく精神的な健康度や生活満足度が高いということが予想され、こうした経路を通して「しゃかい」的な要因が間接的に「健康度自己評価」に影響を及ぼしている可能性が考えられる。

上記の仮説を検証するために、まず、「GHQ-12」および「生活満足度」のそれぞれを従属変数に設定し、ソーシャルキャピタル・ソーシャルサポートに関する因子を独立変数とした重回帰分析を行なう。

「GHQ-12」を従属変数とし、独立変数にソーシャルキャピタル・ソーシャルサポートの５因子を投入した重回帰分析の結果が**表8-26**である。

５因子の内、「一般的信頼」、「地域のソーシャルキャピタルへの評価」、「ネットワーク」の３因子が有意に影響しており、地域の人間関係のネットワークに包摂されており、他者を信頼し、地域のソーシャルキャピタルを高く評価しているものほど、精神的な健康度が高いという傾向が確認できる。多重共線性のおそれはないと考えられる。

「生活満足度」を従属変数とし、独立変数にソーシャルキャピタル・ソーシャルサポートの５因子を投入した重回帰分析の結果が**表8-27**である。

５因子の内、「地域のソーシャルキャピタルへの評価」、「互酬性の規範」の２因子が有意に影響しており、地域のソーシャルキャピタルを高く評価しており、互酬性の規範が強いものほど、「生活満足度」が高いという傾向が確認できる。多重共線性のおそれはないと考えられる。

(2) 共分散構造分析

ここまでの分析から、①「健康長寿のトライアングルモデル」の３つの構成要素について、「健康度自己評価」対して、「こころ」に関する要素が直接的な影響（0.1％水準で有意）を及ぼしている一方で、「からだ」に関する要素からの直接的な有意な影響は確認されないこと、「しゃかい」に関する要因のうち「互酬性の規範」だけが1%水準で有意に影響していること、②「しゃかい」に関する要因は、「こころ」に関する要因である「GHQ-12」や「生活満足度」に影響していること、が確認された。これまでの知見を総合する形で、要素間の影響関係に関するモデルを構成し、共分散構造分析を実施することで、その妥当性を検証しておきたい。

モデルの作成にあたっては、重回帰分析の結果を初期仮説とし、①「健康度自己評価」に、「こころ」に関連する要因として「GHQ-12」と「生活満足度」が、「しゃかい」に関連する要因として「互酬性の規範」が直接的に影響していること、②「GHQ-12」と「生活満足度」に対して、「しゃかい」に関する５因子のうちのいくつかが影響していること、③「しゃかい」に関する５因子の間に影響関係が存在すること、を仮定した。これに、４）コントロール変数として「半年以上の通院治療・服薬」を加え、「健康度自己評価」に影響を与えることを仮定した。

モデル図の表示は、実線で囲んだ長方形は観測変数、点線で囲んだ長方形は因子分析によって構成された因子を表す。なお、モデルの初期設定は識別問題をクリアにするため、誤差変数の分散を１に、パス係数を０に固定した。

モデルの評価には適合度指標であるComparative Fit Index（以下CFI）、Root Mean Square Error of Approximation（以下RMSEA）、Akaike Information Criterion（以下AIC）、Browne Cudeck Criterion（以下BCC）の４つを用いた。

CFIは、０から１までの値をとり、モデルの適応に関して、値が１に近いほど説明力が高いとされる。RMSEAは０に近いほどよいモデルであると判断され、0.1以下が判断基準とされる[14)]。AIC、BCCは、ともに、複数のモデルを設定、比較し最良のモデルを選択するときに使用される指標で、値の小さなモデルほど優れていると判断される。なお、x^2検定による適合度の判定は、ケース数に強く依存していると指摘されているため[15)]、今回の分析では採用しなかった。

共分散構造分析ソフトAMOSをも用いて、前述の適合度指標で評価しながらモデルの探索を行った。「しゃかい」に関する５因子に関して、**表8-20～表8-22**の因子分析の結果を参考に潜在因子を構成しモデルに組み込むことも試みたが、因子得点を利用したモデルの方が、すべての適合度指標で優れていたため、因子得点を使用したモデルを採用した。

モデルの採用にあたっては、適合度指標が最も良好（CFIの値が最も１に近く、RMSEA、AIC、BCCの値が最小）で、要素間のすべてのパス係数がワルド検定で有意になることを条件として、最適なモデルを選択した。分析の結果として標準化パス係数、重相関係数の平方値、適合度指標を示したものが**図8-5**である。

適合度指標に採用したGFIの値は0.790とあまり１に近くないため、それほどあてはまりの良いモデルだとはいえないが、RMSEAの値が0.1以下であるためモデルとしての採用基準はクリアされている。図中に示した標準化パス係数はすべて有意であった。「健康度自己評価」のR^2（重相関係数の平方）値は0.197で、これはモデルに投入した要素によって、「健康度自己評価」の分散の５分の１程度が説明可能であることを意味している。

４節で行った重回帰分析の結果との異同についてみると、①「健康度自己評価」と直接的に有意な影響関係にあるのは、「半年以上の通院治療・服薬」、「GHQ-12」、「生活満足度」、「互酬性の規範」の４つであること、②「しゃかい」的な要因のいくつかが、「GHQ-12」や「生活満足度」を通して、間接的に影響していること、に関しては、同一の結果となった。

他方で、要素間の影響関係に関して、③「生活満足度」と「健康度自己評価」の影響関係について、前者から後者へ向けてパスを設定するより、後者から前者へパスを設定した方が、モデルの適合度が高くなること、④「生活満足度」が「GHQ-12」に有意な影響を与えていること、⑤「しゃかい」に関する要素からの「GHQ-12」や「生活満足度」に対するに影響に関して、重回帰分析の結果とは異なり、(1)「ネットワーク」から「GHQ-12」へ、(2)「地域のソーシャ

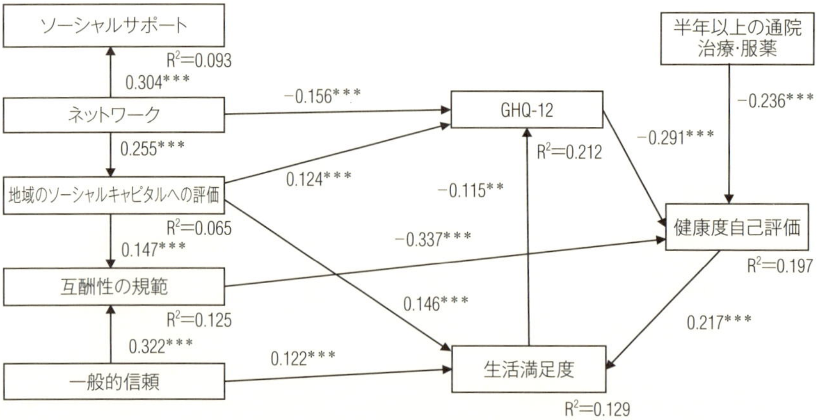

図8-5　共分散構造分析の結果

（注）標本数=692　χ^2=195.374　自由度=31　p=0.000
CFI=0.790　RMSEA=0.088　AIC=263.374　BCC=264.474
***p <0.001　**p <0.01　*p <0.05。
（出所）筆者作成。

ルキャピタルへの評価」から「GHQ-12」と「生活満足度」へ、(3)「一般的信頼」から「生活満足度」へ向けてパスを設定した場合の適合度が最も高くなること、⑥「しゃかい」に関する5つの因子に関して、相関関係を設定するより、(1)「ネットワーク」から「ソーシャルサポート」および「地域のソーシャルキャピタルへの評価」へ、(2)「地域のソーシャルキャピタルへの評価」から「互酬性の規範」へ、(3)「一般的信頼」から「互酬性の規範」へ向けて、それぞれパスを設定した方が、モデルの適合度が高くなること、などの新たな知見が得られた。

③から⑥の知見は、それぞれ、③健康度の自己評価の高さが、生活満足度の高さに影響していること、④生活満足度の高さが、精神的なストレスを低減させていること、⑤(1) 社会的なネットワークに包摂されているものほど、精神的な健康度を良好に保ちやすいこと、(2) 地域のソーシャルキャピタルに対する評価が高いものほど、精神的なストレスが少なく、生活の満足度が高いこと、(3) 他者への信頼度が高いほど、生活満足度が高まること、⑥(1) 社会的なネットワークに包摂さているものほど、各種の支援を受けやすく、地域のソーシャルキャピタルへの評価が高まること、(2) 地域における助け合いを実感しているものほど、助けられれば助け返すべきであると考えていること、

表8-28　健康度自己評価に対する直接・間接の効果

	標準化 直接効果	標準化 間接効果	標準化 総合効果
半年以上の通院治療・服薬	−0.236	−0.005	−0.241
GHQ-12	−0.291	−0.006	−0.297
生活満足度	0.000	0.100	0.100
地域のソーシャルキャピタルへの評価	0.000	0.067	0.067
ネットワーク	0.000	0.064	0.064
互酬性の規範	0.124	0.003	0.127
一般的信頼	0.000	0.053	0.053
健康度自己評価	0.000	0.022	0.022

（出所）筆者作成。

(3) 他者を信頼しているものほど、助け合いの規範を尊重していること、を意味していると推察される。

今回の分析からは、「健康度自己評価」、「生活満足度」、「GHQ-12」の３要素の間に、「健康度自己評価」が「生活満足度」に影響し、「生活満足度」が「GHQ-12」に影響し、「GHQ-12」が「健康度自己評価」に影響するという循環的な構造が確認された。① 体の不調により日常生活に様々な支障が生じ、そのことで生活の満足度が低下し、② 生活全般に対する不満が、精神的な健康度を引き下げ、③ 精神的なストレスの高まりが、身体的な健康の悪化に拍車をかける、といった悪循環（負のスパイラル）の存在を示唆していると考えられる。

共分散構造分析に投入した要素からの「健康度自己評価」に対する直接・間接の効果の大きさについてまとめたものが**表8-28**である。

標準化直接効果の絶対値は、「GHQ-12」−0.291、「半年以上の通院治療・服薬」−0.236、「互酬性の規範」0.124、の順に大きく、標準化間接効果の絶対値は、「生活満足度」0.100、「地域のソーシャルキャピタルへ評価」0.067、「ネットワーク」0.064、「一般的信頼」0.053、「健康度自己評価」0.022、「GHQ-12」−0.006、「半年以上通院治療、服薬」−0.005、「互酬性の規範」0.003、の順に大きい。

標準化直接効果と標準化間接効果を合わせた標準化総合効果についてみると、「GHQ-12」が−0.297と最も大きく、それに「半年以上通院治療、服薬」の−0.241が続く。「しゃかい」に関する要因については、直接的な影響関係のあった「互酬性の規範」が0.127で最も大きく、これに「地域のソーシャルキャピタルへ評価」0.067、「ネットワーク」0.064、や「一般的信頼」0.053が続く。

「健康長寿のトライアングルモデル」に関して、「こころ」、「からだ」、「しゃかい」に関連する要因が、「健康度自己評価」に与える影響力の大きさとその経路を明確化できたことは大きな収穫であったと考える。一方で、2節でもふれたように、本節の研究デザインはKawachi［2008］の分類に従えば、Traditional risk factor studyに相当するものであり、「しゃかい」的な要因に関して今回得られた知見は、一定の制約を有していることも事実である。ソーシャルキャピタルが健康に及ぼす影響に関して、本章で明らかにできたのは、集団レベル、地域レベルでの文脈効果を前提としたうえで、個人レベルでのソーシャルキャピタルの豊かさが、それに追加することのできるプラスの影響であると考えられる。

今回の得られた知見の外的妥当性を高めるためには、他地域を対象とした比較調査・研究が求められる。さらに、ソーシャルキャピタルの充実度の異なる複数の地域を対象とする調査・研究を行うことで、Traditional risk factor study、Contextual study、Ecological studyを統合したマルチレベルの枠組みを用いた分析を進めることが可能になり、文脈効果とそれに追加される個人レベルでの効果を検証することも可能になる。今後の課題としたい。

3　変貌する社会のソーシャルキャピタルと長寿学

福井県をいくつかの地域に分類するとき、もっとも一般的に用いられるのが、嶺南と嶺北という二分の仕方であろう（3章1節参照）。地理的な条件から、嶺南地方は近畿とのつながりが深く、歴史的・文化的にみても近畿との結びつきが強い。嶺北地方をさらに細分化して、丹南、坂井・福井、奥越の3ブロックに分ける場合もある。地形や交通アクセスといった地理的な条件、気候や風土、経済や雇用にも関係する産業構造、人口や転入率・転出率、高齢化率や出生率といった人口学的な要素、歴史や文化、伝統や習慣といった複合的な要素によって地域の特色は構成されており、どういった要素に注目するかによって、分類の方法自体が相違してくる。

産業構造の転換にともなって、1960年代の中頃に、農業を中心とする自営の就業者数を被雇用の就業者の数が上回る。それに伴って、集落にしめる農家の構成比率（農家率）も低下し、職業属性が多様化していく。こうした現象を混住化と呼ぶが、混住化はさらに「外からの混住化」と「内からの混住化」に区別できる。都市における地価高騰に伴って、近郊地区がスプロール的に宅地化され、都市への通勤者が流入し、非農家の比率が押し上げられる現象が「外からの混住化」である。これに対して、地域内の産業構造の変化や農業の近代化・機械化・省力化の進展に伴って、兼業化や脱農化が進み、農業従者が職業分化することで、非農家が増えていく現象が「内からの混住化」である。「定住社会」福井は同時に、典型的な「内からの混住化社会」でもある。

混住化に注目して地域を類型化すると、農家率の低い市街地と高い農村的な地域を区別することができる。市街地は、さらに、旧市街地と新市街地に大別できる。前者は、駅前に商店街が広がる昔からの中心地で、モータリゼーションの進展にともなって空洞化の危機にさらされている地域である。後者は、新興の住宅地やマンション、賃貸のアパートの立地が進み、新たに郊外型の量販店の進出がおこなわれている地域である。新市街地は、ある意味で「外からの混住化」が進展している地域であるといえるが、福井県の場合、県内部での人口移動という要素が強いと思われる。農村的な地域では、交通アクセスのよい平野部と交通アクセスに恵まれず、冬季に大量の積雪に見舞われる中山間地を区別することができる。混住化の進んだ地域では、住民の職業属性が分化し、ライフスタイルや価値観も多様化していく。混住化のあまり進んでいない地域では、住民の均質性が高く、地域のまとまりや伝統・文化が維持されやすい傾向がある。

この節では、福井県の特色の１つである「内からの混住化」を軸に地域特性の違いについて考察していきたい。

(1) アンケート調査の目的と概要

本書に納められている論文のほとんどは、平成19年12月から30年２月にかけて、20歳以上の福井県民を対象に実施されたアンケート調査『福井県「なぜか健康長寿」を考えるアンケート——「こころ・からだ・しゃかい」の視点から——』で得られたデータにもとづいて執筆されている。このアンケート調査では、5200人を越える福井県民に調査票を配布し、2300人以上の方々から回答を得ることができた。

このアンケート調査は、福井が長寿県であることの謎解きを目指すとともに、単に「長生き」なだけでなく「健康で長生き」な社会を推進するため、今後どのような取り組みが必要になるのかを探ることを課題として実施された。そして、この課題の探求に向け、副題にもあるように、「こころ」「からだ」「しゃかい」の３つの側面を視野に入れ、総合的なアプローチを試みた＜野心的＞な調査・研究プロジェクトである。

食生活や運動習慣、飲酒・喫煙、病歴といったダイレクトに健康管理に結びつく「からだ」に関する要因だけでなく、精神的な健康（メンタルヘルス）に関連する項目として「こころ」に関する要因、さらに「からだ」と「こころ」に直接、間接に影響を与える項目として、家族や地域のあり方、産業構造や働き方、住環境、信仰、経済、余暇の過ごし方といった「しゃかい」に関する要因まで組み込んだ内容となっている。

「健康長寿」という現象は、これらの要因が複雑に絡まり合い、相互に作用し合った結果として生み出される効果であり、単純な原因・結果モデルに収まるようなものではない。さらに、健康長寿社会が実現し、活動的な高齢者が増加すれば、ボランティア活動やNPO活動が活性化し、様々な領域への住民参加の回路が拡大され、地域社会のあり方が再構成されていくという可能性もある。「健康長寿」を始めとして、私たちの暮らし方や生き方は、一方で、社会構造（「しゃかい」のあり方）によって大きく制約され、規定されている。しかし、他方で、私たちの暮らし方や生き方が変わることによって「しゃかい」のあり方もまた変化していくのである。こうした再帰的な関係まで視野に入れれば、「健康長寿」のメカニズムは文字通り複雑系であるといえるだろう。

そうした意味で、この調査・研究プロジェクトは、福井県における生き方、暮らし方を総合的に把握するための地域研究（エリアスタディ）としての性格をも有している。あえて＜野心的＞という表現を使ったのは、このためである。

今回のアンケート調査はそのための第１歩であり、できあいのモデルを確かめる仮説検証型の調査というより、むしろ、健康長寿に関連する要因をあぶり出し、それらの関係に見通しを付けるための課題検索型、問題発見型の調査という性格を強く持っている。

したがって、調査対象地として福井県全域を広く薄くカバーするのではなく、いくつかの地域をピックアップし、さらにそこから小学校区という比較的まとまりのあるエリア（「生活圏」）を選び出している。そうすることで、地域にお住まいの方々に直接お話しをおうかがいしたり、実際に地域の様々な行事に参加させていただいたりするフィールドワーク的な調査手法を併用することや、伝統や習慣、地域構造の変化といった通事的な要素を考察に加えることが容易になり、より総合的、立体的な調査・研究が可能になると考えたからである。

実際の調査対象地は福井市、勝山市、敦賀市、小浜市、南越前町、池田町、永平寺町の７市町にわたるが、調査単位はあくまで小学校区であり、その小学校区が必ずしも当該の市町全体の特質を正確に反映しているとは限らない。地域間比較をも目的とした調査ではあるが、そこで比較の対象となっているのは市町というわけではなく、ある種の典型性を帯びた地域＝「生活圏」であると考えていただいた方が分かりやすいだろう。

都市的な地域としては、福井市の春山小学校区、敦賀市の旧松原小学校区、小浜市の小浜小学校区と雲浜小学校区を選び出しているが、旧市街地、新市街地としての特質を比較考量するための選択である。池田町には３つの小学校が存在するが、人口規模や生活圏としての性格を勘案し、中山間地の農村的な特質を代表する地区として池田町全体を調査対象地としている。南越前町の南条小学校区は、町村合併前の旧南条町に相当する地域で、平野部の第２種兼業農家が大部分をしめる農村の典型例として選出している。ある意味で福井県全体の性質を最もよく代表する地域であるともいえる。永平寺町では、福井市などのベッドタウン化している地域と中山間地的な地域が混在していることを考慮し、永平寺町全体を対象とした。以上の小学校区、池田町では、20歳以上の住民から500人を、永平寺町では2000人を無作為にサンプリングし、郵送法でアンケート調査を実施した。山村的な特質の色濃い地域として、勝山市の野向小学校区を調査対象地としているが、ここでは郵送法ではなく、自治会長にお願いして全戸配布の形で調査を実施している。一般に郵送法によるアンケート調査では、性別に関しては、女性よりも男性の回収率が低く、年齢に関しては、中高年に比べて高齢者や若年層の回収率が低くなる傾向が知られている。野向小学校区は住民が834人と規模の小さな地域であるため、こうした性別や年齢による回収率の偏りを抑える手法を用い、20歳以上の全住民（710人）に調査への協力をお願いし、地域の全体像がより反映されやすくなるような調査手法が選ばれている。

有効回答数や回収率を含むアンケート調査の概要については、表8-29を参照していただきたい。なお、詳細は次章で記述されるが、平成30年12月に永平寺町で実施されたインタビュー調査の結果を本項においても部分的に使用する。

表8-29　アンケート調査の概要

市町	対象学区	人口	配布数	調査方法	有効回答数	回収率
福井市	春山小学校区	5,882	500	郵送法	213	42.6%
勝山市	野向小学校区	834	710	配票法	490	69.0%
敦賀市	旧松原小学校区	13,497	500	郵送法	211	42.2%
小浜市	小浜小学校区＋雲浜小学校区	9,724	500	郵送法	265	53.0%
池田町	池田町	3,237	500	郵送法	232	46.4%
南越前町	南条小学校区	5,882	500	郵送法	228	45.6%
永平寺町	永平寺町	19,890	2,000	郵送法	692	34.6%

（出所）筆者作成。

(2) 暮らしのかたち

地域のもつ特色が、どのように私たちの暮らしに反映されているのかを検討していきたい。ここでは家族の形態や居住形態、就労形態などといった暮らしの形に直接関わる要因について概観していく。

図8-6は地域ごとに同居家族の人数についてまとめたものである。家族の人数が２人以下という回答の比率が、市街地に相当する福井市、敦賀市、小浜市で、それぞれ39.0%、36.5%、41.5%と四割前後に達する。逆に、６人以上という回答は、勝山市と池田町で、22.5%、23.7%と２割を超え、南越前町では32.5%となっており、農村や山村としての性格の強い地域に多い。永平寺町は、２人以下が26.9%、６人以上が17%とそれぞれの地域の中間的な様相を呈していた。市街地と農村的、山村的な地域を比べると、後者で一世帯あたりの家族数が多くなっており、家族形態としても多世代同居の割合が高くなっていることがうかがえた。

持ち家比率の高さ（76.1%で第３位、全国平均は61.2%）は福井県の特徴の１つであるが、今回の調査では新市街地にあたる敦賀市の旧松原小学校区を除くすべての地域で、持ち家に住んでいるという回答が８割を上回り、永平寺町は都市部と中山間地域的な地域が混在するなかで、93.2%と高い持ち家比率を示していた。一方、賃貸のアパート（共同建ての借家）に住んでいるという回答は、市街地に多く、敦賀市では15.6%となっている（**図8-7**）。

図8-8に現金収入を伴う世帯の勤労者回答者の数を示した。すべての調査地域で２人以上の共働き世帯が半数を超えており、永平寺町では、約７割近くの世帯が共働きであった。また、勤労者回答者数が３人以上の世帯は、永平寺町で27.0%、南越前町で31.6%、勝山市で32.1%と高く、これらの地域では、多世代が同居し、共働きで生活していることが伺えた。共働きは将来に対するア

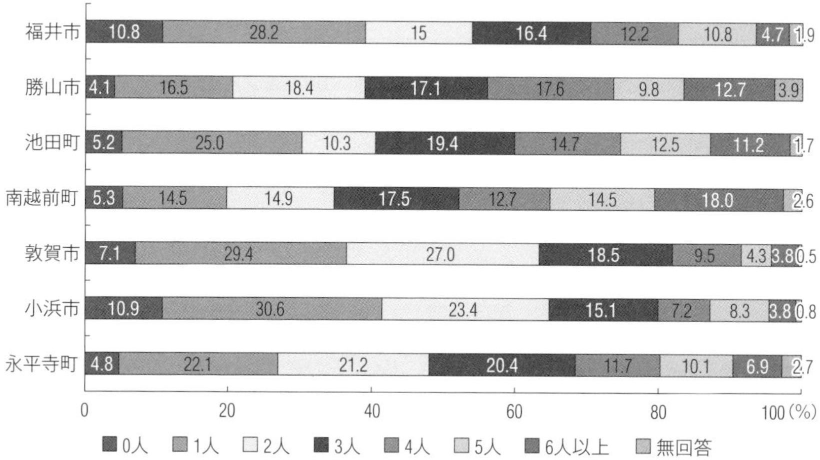

図8-6　同居家族の人数

（出所）筆者作成。

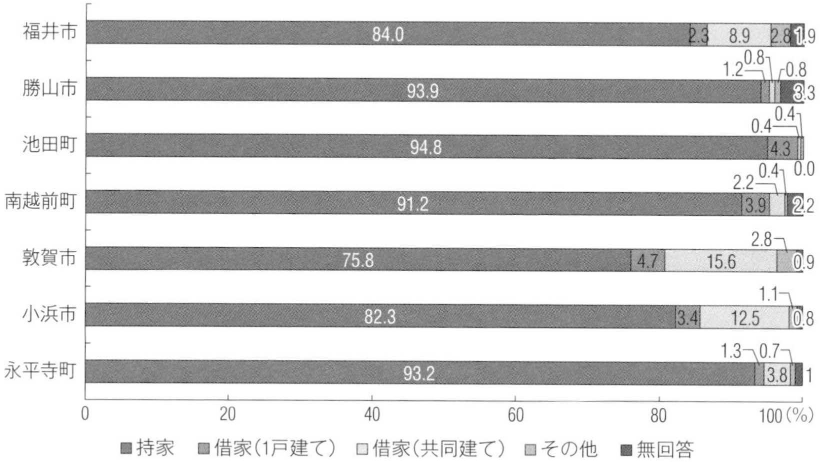

図8-7　住宅の種類

（出所）筆者作成。

ドバンテージがあり、夫婦２人とも正社員なら、「ダブル年金」「ダブル退職金」という比較的豊かな老後が待っている。世帯の合計年収が500万円を超える世帯も約半数あり（**図8-9**）、これらがすでに実践されているようにも見える。共働きやダブル年金の実態に関して、平成30年12月に永平寺町松岡地区で実施さ

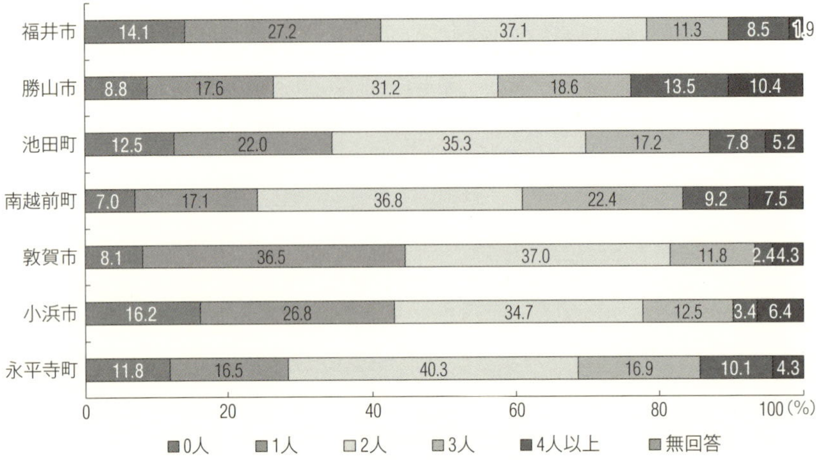

図8-8　世帯の勤労者の数

（出所）筆者作成。

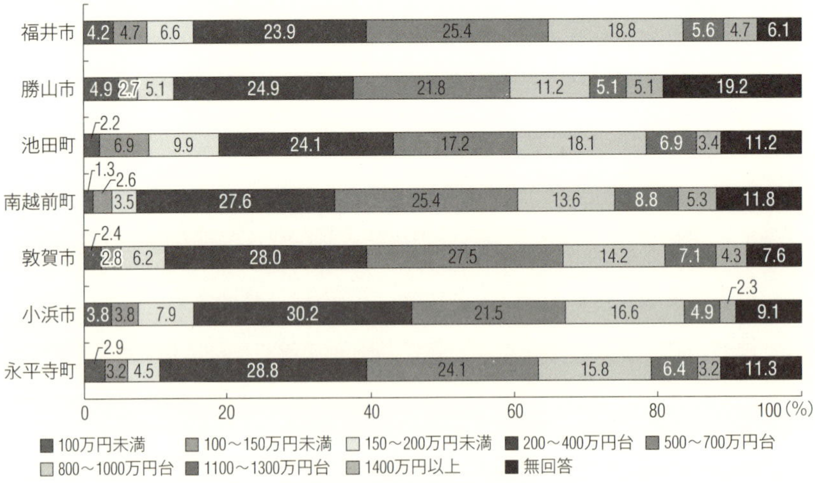

図8-9　世帯の合計年収

（出所）筆者作成。

れたインタビュー調査においては、以下のような声があった。

「ここらは働く女やで。女が働くでね。ここらのもんは。もう昔から。

ほんなもの、赤ちゃん産んだかって、３月もせんといて、もう、働きにいったでぇ。特にこの、松岡は機屋（ハタヤ）さんが多くて、もう朝の早よから。〈略〉（自分は機屋で働いていなかったが）私、今、思うに、これ健康長生きっちゅうのは、やっぱ、１つは若い時からよく動いて働いたっちゅうのがあるんじゃないんかなと思うな。」（76歳女性）

「（機織り労働者が２人の小さな機場だったが）いいうち（雇い主）でね、うちの人が良い人で、ほんであの、国民年金ね、厚生年金ちゃんとかけてちょうだったし、２人とも。〈略〉ほんで、ちゃんと厚生年金もかけてちょうだったで。国民年金と厚生年金というたら違うでね。」（82歳女性）

夫婦が共働きできるという構造は、三世代が仕事や家事をたくみにシェアリングする中で可能になっている。すなわち、子ども世代の夫婦が共働きで仕事をしている間、孫世代を親世代がみているという生活があちらこちらで再生産している。福井では、おじいちゃん・おばあちゃんが実際に孫を育てていくという現象があり、それによって若い夫婦は共働きが可能になり安定した収入が入り、福井独特のおじいちゃん子・おばあちゃん子を多く生み出している。この点に関して、インタビュー調査において以下の声があった。

「（昭和28年ごろから昭和60年まで、松岡幼稚園・保育園で働いていた。その時の経験から）おじいちゃんがお迎えに来られましたねぇ。ほとんど、そんな人、昔、そういう風なお迎え来られる人、多かったですよ。まぁ、おばあさんかって何人かはいらっしゃいましたけど。〈略〉お迎えは、やっぱり変わりませんでしたよ、そんなに。私は幼稚園10年で、後は保育園に転勤になりましたから。保育園もそんな人（おじいちゃん）多かったです。あの頃は核家族は少なかったと思いますよ。」（84歳女性）

「孫たちが小っちゃかったころは私が（面倒）見たでなぁ。嫁さん仕事に行ってたで。おむつ替えから全部私。やっぱりほら勤める人、おばあちゃんに子どもさ見てもろうた方が、ねえ。やっぱり子どもも、（私に面倒）見てもろたっちゅうんか、あれがあるで、（今も）おばあちゃん、おばあちゃんいうなぁ。」（89歳女性）

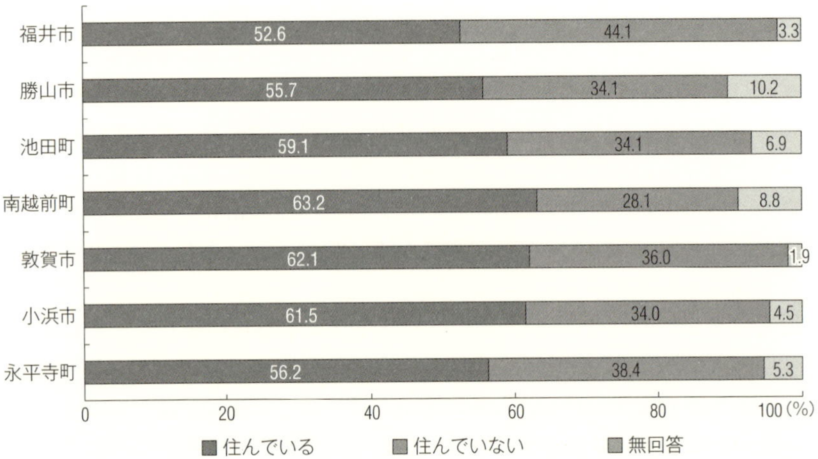

図8-10　近隣（30分圏内）に親や子どもが住んでいるか

（出所）筆者作成。

今回のアンケート調査では、すべての地域において半数以上のものが30分圏内に、自分や配偶者の親あるいは自分の子どもが居住していると答えており、永平寺町では、56.2%が多世代で寄り添う暮らしをしていた（図8-10）。こうしたケースでは、住居の空間的な近接性を媒介に、親世代と子世代が日常的かつ緊密な互助関係を維持していくことが可能になる。同居はしていなくても、近くに居住することで、頻繁に行き来を繰り返し、日常的なコミュニケーション、育児や介護の手助けや見守り、急用や緊急時の援助、経済的な支援等を通して相互扶助的なつながり、おじいちゃん力・おばあちゃん力を発揮・維持しているケースが数多くみられる。

(3) 地域社会との関係性

地域特性によって、住民の地域社会との関係性がどのように異なってくるかについて概観していこう。

今回の調査では、地域の行事（お祭りやイベント）への参加頻度についてたずねている。「必ず参加している」という回答と「ほとんどに参加している」という回答を合わせると、池田町で54.7%、南越前町の南条小学校区で53.0%、勝山市の野向小学校区で52.0%と半数を超え、農村的な性格の強い地域で参加頻度が高い。永平寺町においても49.3％と参加頻度は高かった。一方、福井市や敦賀市の市街地ほど参加頻度が低くなり、新市街地にあたる敦賀市の旧松原小学校区では、２割以上が「まったく参加していない」と答えており、「あまり参加していない」という回答を合わせると７割以上に達した（図8-11）。

参加頻度の低い市街地の住民も行事の必要性は認めており、住民の多様性を考慮して、行事の内容や実施方法、時期、情報伝達経路等を工夫すれば、参加頻度の向上が期待でき、地域社会のまとまりやソーシャルキャピタルが形成される可能性があるといえよう。

近所付き合いの程度に関しては、「相談事をするくらい親しくしている」という回答と、「よく世間話をする」という回答を合わせると、池田町で46.1％ともっとも高くなり、南越前町、勝山市がこれに続く。逆に、「ほとんど付き合っていない」と「あいさつをするだけ」を合わせたものは、敦賀市の旧松原小学校区で37.4％ともっとも高く、福井市がこれに続く（図8-12）。すなわち、近所付き合いは、農村的な地域で濃密、都市的な地域で希薄であるという結果となった。農村的な地域では、農家率と平均年齢のもっとも高い池田町で、地域の人間関係が特に緊密であり、都市的な地域では、農家率が最も低く平均年齢が３番目に低い敦賀市の新市街地がもっとも近所付き合いの程度が薄かった。厚い

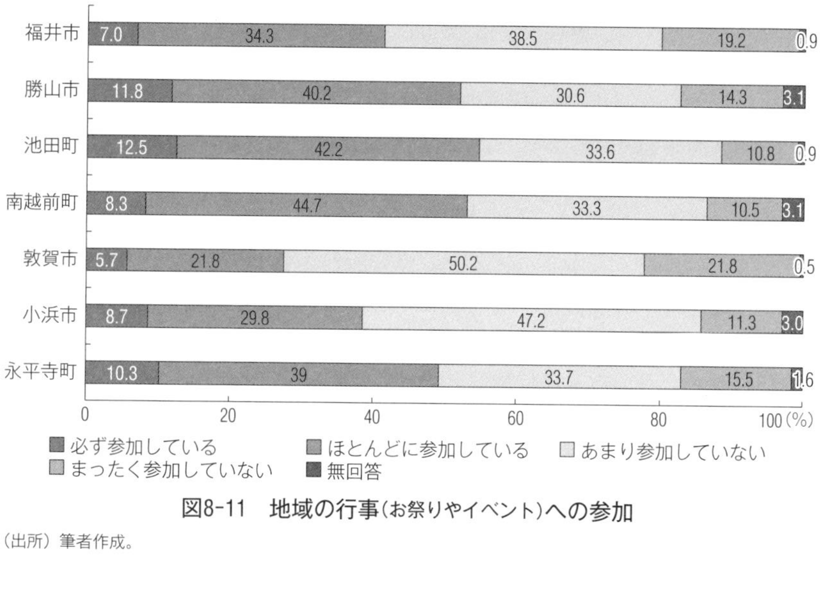

図8-11　地域の行事（お祭りやイベント）への参加

（出所）筆者作成。

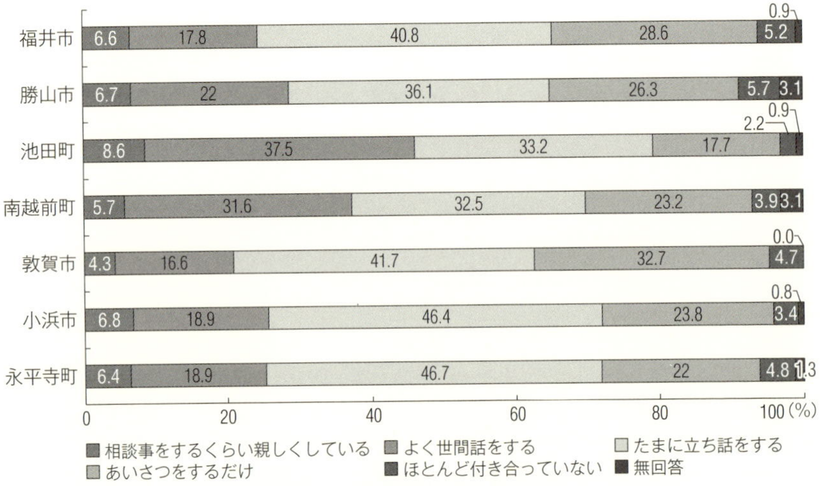

図8-12　近所付き合いの程度

（出所）筆者作成。

家族関係、社会的つながりのあるような地域では、基本的に、地域の行事への参加など、地域的なコミュニケーションのあり方が全体的に強いのであろう。

混住化の程度を切り口に、地域（小学校区）ごとに暮らしの形や地域社会との関係性がどのように異なっているかについて概観してきた。こうした要因は、食生活や生活習慣、医療体制の整備の度合いほどには、健康長寿に対して直接的な影響は及ぼさないかもしれない。多世代同居・近居、近隣に親や兄弟が居住しているという家族の共住状況を生み出し、それが家族関係や友人・知人との関係、地域の一体感や安心感、安定性、ソーシャルキャピタルとして健康長寿を下支えしているのかもしれない。そうした意味で、健康で長寿な社会のあり方を包括的に考えるとき、地域による違いという要因はその基盤として見逃すことのできないファクターであるといえるだろう。本項では地域による違いに焦点を当てたが、次章では福井県において長寿現象がどのように生きられているのかを、永平寺町を対象としたフィールドワークによって得られた高齢者の語りをもとに考察する。

注

1）いずれも総務省「平成22年国勢調査」による。
2）福井県は日本総合研究所が発表している「幸福度ランキング2016年版」において、前回（2014年）に続き、総合1位になるなど、幸福度が高く、暮らしやすいことで有名である。
3）地域行事（祭りやイベント）への参加の程度について、表8-9の選択肢から回答を得て、上から順に４から１までの得点を与えたものを分析に使用する。
4）近所付き合いの程度について、表8-10の選択肢から回答を得て、上から順に５から１までの得点を与えたものを分析に使用する。
5）過去１年以内に近所の方にした手助けについて、「話し相手や相談相手」、「安否確認の声かけ」、「子どもの一時預かり」、「買い物やゴミ出し」、「食事のしたくや後かたづけ」、「掃除や洗濯」、「通院の送迎や外出の手助け」、「冠婚葬祭の手伝い」、「具合がよくない時の病院などへの連絡」、「その他」の10項目から、あてはまるものをすべて選んでもらい、その項目数を分析に使用する。
6）過去１年間に参加したボランティア活動や市民活動（NPOなど）について、「子どもを対象とした活動」、「高齢者を対象とした活動」、「障がい者を対象とした活動」、「国際交流に関係した活動」、「自然や環境を守るための活動」、「地域の安全を守るための活動」、「まちづくりのための活動」、「災害復興に関係した活動」、「生涯学習に関係した活動」、「健康増進に関係した活動」、「その他の活動」の11項目から、あてはまるものをすべて選んでもらい、その項目数を分析に使用する。
7）個人的なことでも、気がねなく話すことのできる相手について、「配偶者（事実婚のパートナーを含む）」、「親（同居）」、「親（別居）」、「義理の親（同居）」、「義理の親（別居）」、「子ども（同居）」、「子ども（別居）」、「子どもの配偶者（同居）」、「子どもの配偶者（別居）」、「兄弟姉妹（同居）」、「兄弟姉妹（別居）」、「その他の家族・親族」、「友人・知人（職場内）」、「友人・知人（職場外）」、「その他」の15項目から、あてはまるものをすべて選んでもらい、その項目数を分析に使用する。
8）過去１年以内に、愚痴を聴いてくれる、励ましてくれる、などの情緒的なサポートをしてくれた人や組織・団体について、「家族（同居）」、「家族（別居）」、「親戚」、「近所の人」、「職場の友人【同僚】」、「職場以外の友人【近所の人を除く】」、「ボランティア・NPOなど」、「宗教に関連する組織・団体」、「地域のリーダー・役職者（町内会長、民生委員など）」、「地域の団体（婦人会、老人クラブなど）」、「公的な機関（行政）」、「その他」の12項目から、あてはまるものをすべて選んでもらい、その項目数を分析に使用する。
9）過去１年以内に、困りごとを解決する手伝い、経済的な支援、などの手段的なサポートをしてくれた人や組織・団体について、上記と同様の12項目から、あてはまるものをすべて選んでもらい、その項目数を分析に使用する。
10）「ほとんどの人は基本的に正直である」、「私は人を信頼するほうである」、「ほとんどの人は基本的に善良で親切である」、「ほとんどの人は他人を信頼している」、「ほとんどの人は信頼できる」の５項目に対して、「そう思う」、「どちらかといえばそう思う」、「どちらともいえない」、「どちらかといえばそう思わない」、「そう思わない」の5段階で回答を得て、上から順に5から1までの得点を与えたものを分析に使用する。

11）「人から何か手助けをしてもらったら、同じだけ助け返すべきである」、「人から何かを贈られたら、同じだけお返しをするべきである」、「人にかけた迷惑は、犠牲を払ってでも償うべきである」、「自分の利益よりも、社会の利益を第1に考えるべきである」、「私を頼りにしている人には、親切にするべきだ」、「困っている人には、手助けをするべきだ」の6項目に対して、10）と同様の5段階で回答を得て、上から順に5から1までの得点を与えたものを分析に使用する。

12）回答者が暮らしている地域（小学校区）の社会関係資本に関して、「この地域のリーダーたち（町内会、婦人会、PTAの役員など）は、地域のためによくやってくれている」、「この地域のみんなは、お互いに助け合い、お世話し合っていると思う」、「この地域の人たちは互いに協力する気持（団結心）が強い方だと思う」の3項目を尋ね、10）と同様の5段階で回答を得て、上から順に5から1までの得点を与えたものを分析に使用する。

13）回答者が暮らしている地域（小学校区）への愛着に関しては、「事情が許せば、ずっとこの地域に住み続けたいと思う」、「人からこの地域の悪口をいわれると、自分の悪口をいわれたような気になる」「この地域のためになることをして、何かの役に立ちたいと思う」の3項目を尋ね、10）と同様の5段階で回答を得て、上から順に5から1までの得点を与えたものを分析に使用する。

14）小塩［2004］を参照。

15）山本・小野寺［1999］を参照。

第9章

くらしの現場からみる福井県の健康長寿

はじめに

本章は、主に永平寺町松岡地区の高齢者に対するインタビュー調査の結果に基づいて、福井県の健康長寿現象の実態を明らかにすることを目的とする。福井県立大学の研究チームは、これまでアンケート調査や各種の統計資料などによって、主に量的な側面から福井の健康長寿現象を検討してきた。そして、第7章では、中小の事業所が数多く存在する産業構造によって、福井県の高い定住は支えられており、三世代同居や福井県の修正拡大家族といった居住形態の維持が可能になっていることが示されている。さらに、そうした居住形態は共働きや仕事と子育ての両立と適合的であり、気がねなく話の出来る相手の確保や生きがいの創出といった形で中高年以上の年齢階層の精神的な健康を保つうえでも一定の効果を発揮していることが示唆されている。しかしながら、福井県においても三世代同居は減少傾向にあるといった点も述べられている。本章では、これまで論じられてきた内容を踏まえつつ、平成30年11月26日、12月10日～14日に実施したフィールドワークをもとに、高齢者たちの語りから福井県の健康長寿現象について考察する。

1 調査の概要

フィールドワークでは、主に永平寺町松岡地区の高齢者に対するインタビュー調査を実施し、補足的に上志比地区・永平寺地区においてもインタビュー調査を実施した。本節および2節では松岡地区の調査に関して記述し、3節では上志比地区・永平寺地区における調査の内容も含めてコミュニティの重層性について議論する。4節で改めて永平寺地域全体の健康長寿現象を概観する。松岡地区の調査では、永平寺町役場松岡福祉総合センター翠荘（以下、「翠荘」

とする）で開催されているサロンである「いきいきクラブ」の参加者を対象としてインタビューを行った。フィールドワークでは、いきいきクラブの代表者であるA氏をはじめ、永平寺町役場福祉保健課や永平寺町社会福祉協議会の方々に、お忙しい中、様々なご協力をいただいた。また、インフォーマントの皆さまには快くインタビューに応じていただいた。本調査にご協力いただいた皆さまに心からの感謝を捧げたい。

（1）調査の方法

いきいきクラブの代表者であるA氏の協力を得て、参加者へ半構造化インタビューを実施した。参加者は自由にいきいきクラブに参加しているため、A氏に本調査の主旨および目的を説明の上、いきいきクラブの参加者を随時、紹介していただいた。インタビューでは、インフォーマントに本調査の主旨および目的を説明の上、以下の項目を中心に聞き取りを行った。なお、会話の流れに応じて、質問項目以外でも幅広い内容を聞き取った。

○就学・就職・結婚・出産などのライフコースについて
○現在の生活について
○居住形態（1人暮らし・二世代同居・三世代同居など）について
○いきいきクラブについて
○地域社会のきずなと健康長寿について

インタビューは1人あたり、30分から1時間程度行い、インフォーマントの許可を得て会話内容をICレコーダーで録音した。

調査では、いきいきクラブの参加者34名（女性26名、男性8名）にインタビューを行った。いきいきクラブには通常、20～30名の高齢者が参加しており、普段参加している高齢者のほぼ全員に対してインタビューを行うことができたといえる。インフォーマントの平均年齢は82.3歳であり、最年少は70歳、最年長は92歳であった。また、A氏・永平寺町役場福祉保健課の担当者・永平寺町社会福祉協議会の担当者にも必要に応じて聞き取りを行った。

（2）いきいきクラブの概要

いきいきクラブが開催されている翠荘には、永平寺町社会福祉協議会松岡支所・永平寺町在宅介護支援センター・松岡児童館・松岡子育て支援センターなどが設置されている。また、館内には公衆浴場やリハビリルームも設置されており、福祉関係の総合施設となっている。

いきいきクラブは永平寺町で開催されている「ふれあいいきいきサロン」の１つとして活動している。ふれあいいきいきサロンとは、「身近なところ（集落単位）を拠点とし、高齢者の閉じこもりの防止、健康づくりを目的に、高齢者と地域のボランティアが一緒に企画・運営しながら、定期的に開催[1]」されている取り組みである。永平寺町役場が永平寺町社会福祉協議会に委託して、サロンの立ち上げ・運営が支援されている。平成30年９月現在、永平寺町内で61か所のふれあいいきいきサロンが活動している[2]。

永平寺町の他のサロンは月に１～２回の開催であるのに対し、いきいきクラブは週に４回開催されている。いきいきクラブへの参加は自由で、参加者は９時30分頃から集まり始め、15～16時頃に帰宅する。参加者は普段、自由に談笑したりトランプなどのゲームを行ったりして交流している。曜日によってはカラオケ・体操などが行われている。また、集落単位ではなく松岡地区全域からの参加者がみられ、通常の開催日には20～30名の高齢者が集まっている。このように、いきいきクラブには「松岡地区全域から高齢者が集まる」、「開催回数や参加者が多い」、「参加者に自由な時間が多い」といった特徴があり、インタビュー調査の場として適していると考えられたため、今回の主な調査対象とした。

いきいきクラブへの参加は自由だが、介護施設などに行かなくてもよい高齢者向けの場という位置づけである。そのため送迎などは行われておらず、参加者は独力で翠荘まで来場している。永平寺町が運営するコミュニティバスを利用している参加者が多く、先述の開始時刻・終了時刻もおおむねバスの時刻によって決まっていることから、コミュニティバスは移動手段として重要な役割を果たしているといえる。また、一部には徒歩・自転車・自動車などで来場している参加者もいた。いずれにしろ、いきいきクラブに参加するためには、１人である程度の範囲を移動できることが必要である。

いきいきクラブが開催されている部屋の横には公衆浴場が設置されている。入浴を主目的として翠荘を訪れ、そのついでにいきいきクラブにも参加するといった高齢者も多い。

以下の発言のように、翠荘・いきいきクラブは利用者からおおむね好意的に受け取られていることも、インタビュー調査をとおしてわかった。

「ここがあるで楽しい。送り迎えやしの。ワゴン車（コミュニティバスのこと）のるで。（いやなことは）なーんもない。トランプしては遊んでんやで。歌をうとうてはの。カラオケをして。幸せいっぱい華いっぱい。」（85歳女性・三世代同居）

「最初は大衆浴場が嫌（だと）思っとったけど、来てみれば明るいわね。（略）そういうやっぱり環境の中に入れてもらうことが毎日楽しいんやて。お風呂もあるし、あそこ（リハビリ室）に電気の（リハビリ器具）もあるでしょ。歌うたったりして、いろいろして。これが楽しいんや。これが私にとっての生きがい。ここがあればこそ。」（92歳女性・三世代同居）

いきいきクラブは、自由に参加し自由に活動できる場であり、高齢者にとって気軽な憩いの場になっているといえる。また、以下の発言のように、高齢者にとって外出の機会となっている様子もうかがえた。

「大変、松岡は、いいこういう施設をありがてえなと思う。段々年取ると、行き場がないの。１人暮らしで１人うちにいると、運動もせんしね。だんだん体壊れてくるし、老いるっていうか体力も弱るし。年取ってから出て歩くってのがいいわね。元気が出るし。」（92歳男性・１人暮らし／近居者あり）

いきいきクラブへ来るようになったきっかけについては、多様な声があった。「近所の人に誘われた」、「永平寺町の案内を見て来始めた」という人や、前述のように翠荘には公衆浴場があるため、入浴を目的に来館したことをきっかけにいきいきクラブの存在を知ったという声も一定数聞かれた。また、公衆浴場だけではなく、翠荘の中にある様々な施設（リハビリルームや舞踊教室、孫向けの健診や児童館など）をきっかけにいきいきクラブの存在を知ったという声もあった。一方で、参加者の減少が課題になっているという声もあった。平成18年には、140名ほどの登録者があり、参加者も現在より多かったが、高齢化の進展と新規参入者の少なさなどによって参加者が減少している。

いきいきクラブの運営にあたっては、代表者のA氏が大きな役割を果たしている。Ａ氏は、平成11年から永平寺町において福祉関係の仕事をしており、平成18年にいきいきクラブが現在の形態になった当初から運営に関わっている。月に１度の誕生会や年忘れ会といったイベントの企画・運営、カラオケ・体操などのレクリエーションを積極的に行っている。参加者からは、A氏に対する感謝や信頼を示す発言が多く聞かれた。

2　居住形態別に見る高齢者の生活実態

(1) 高齢者の居住形態

本調査のインフォーマントの居住形態は「１人暮らし／近居者あり」、「１人暮らし／近居者なし」、「夫婦のみ同居／近居者あり」、「夫婦のみ同居／近居者なし」、「二世代同居」、「三世代同居」の６つに分類できた。ここで、「近居者」とは、自動車で30分以内の場所に居住している本人・配偶者の親または本人の子どもとした。居住形態別の割合は**表9-1**の通りである。

福井県における三世代同居の割合は世帯ベースで14.9％であるが[3)]、本調査では34名中8名が三世代同居であり、割合は23.5％であった。また、34名中31名のインフォーマントに同居者または近居者が存在しており、割合は91.2%であった。なお、上志比地区・永平寺地区で聞き取りをおこなった９名の中には、同居者も近居者も存在しないインフォーマントは存在しなかった。永平寺地域では高い同居・近居率を誇ることがわかる。

(2) 永平寺地域における多世代同居・近居

前述のとおり、全てのインフォーマント43名中40名（93.0％）に同居者または

表9-1　いきいきクラブ参加者の居住形態の内訳

	近居者あり（人）	近居者なし（人）
1人暮らし	13	3
夫婦のみ同居	1	0
二世代同居	9	
三世代同居	8	
計	34	

（注）筆者作成。

近居者が存在していた。また、福井県立大学の研究チームが平成30年２月に実施した『健康長寿を考えるアンケート――「こころ・からだ・しゃかい」の視点から――』において、同居者がいると答えた回答者は673名中640名（95.1%）で、近居者がいると答えた回答者は655名中389名（59.4%）であった。このアンケートは永平寺町に居住する20歳以上の住民を対象にしており、高齢者に限ったものではないが、これらのデータが示すように永平寺地域においては、多世代同居・近居が一般的な現象であるといえる。ここで、全国のデータに目を向ける。子どもと同居している65歳以上の高齢者は、昭和61年に64.3%だったが、年々減少し、平成29年には37.6%となっている[4]。また、片道1時間未満に子どもが居住している１人暮らし高齢者の割合は34.2%である[5]。これらのデータを単純に比較することには問題があるが、永平寺地域における同居・近居率の高さは全国のデータと比較しても特筆すべき現象だといえるだろう。また、第Ⅱ部の焦点である三世代近居の実態について検討する場合においても、まずはこうした多世代（二世代・三世代）近居の多さが前提となる。その中で織りなされる親世代・子世代・孫世代の相互の関わりを複合的に把握していくことが、より実情に近い三世代近居のあり方を知る手がかりになると考えられる。

永平寺地域は福井県の農村部の中でも福井市に近く、都市化が進んだ地域である。この永平寺地域において多世代同居・近居の形態が今も温存されているという事実は何を意味するのであろうか。

まず、今回インタビューを行ったインフォーマントの多くが、県庁所在地である福井市に近居者を持つか、同居者が福井市に通勤していたという点が注目される。つまり、同居・近居する若年世代にとっては、都市的な生活を保ちながら親世代との交流もできるという点で、永平寺地域はバランスの取れた地域だと考えられる。農村に特徴的な居住形態としてとらえられていた多世代同居・近居の形態は、変化し続ける社会構造の中で再編されつつある。福井市へのアクセスが容易であるという永平寺地域の特性は、現代的な多世代同居・近居の展開を支える可能性を持っているのではないだろうか。特に、松岡地区は人口密度が600.3人/km^{2}と、福井市（495.7人/km^2）よりも高い[6]。また、人口の動態に関しても、昭和35年に1.0万人だったものが平成27年には1.1万人に微増しており[7]、長期的に人口が維持されている。過疎化の進む農村地域とは違った様相を示した地域であるといえる。都市化にさらされながらも、高い同居・近居率が維持されている永平寺地域（特に松岡地区）で起きている現象への理解を深めることは、福井県の健康長寿現象を考える上で重要な示唆を与えると考えられる。以下では、居住形態別に高齢者がどのような思いを持ち、どのように生活しているのかを、インタビュー調査によって得られた生の声に基づいて検討していく。

(3) １人暮らし高齢者の思い・生活

１人暮らしに対する捉え方は様々なものがあった。１人暮らしに孤独感や不安感を抱いている高齢者が存在する一方で、１人暮らしを肯定的に捉えている高齢者も存在した。１人暮らしに対する肯定的な意見としては、家事などの負担から解放されて「気楽」に生活できるというものがあった。

> 「（１人暮らしは）楽な生活やわ、今、１人で。こんな楽なことない。もう、旦那いる人（が私を）うらやましがってる。（略）１人暮らしは寂しいっていえば、寂しいけど、私、この楽なっていうのがまた、健康っていうか、気持ち的に楽なのが長生きできるんじゃないかなと思うなぁ。」（76歳女性・１人暮らし／近居者あり）

という語りからは、１人暮らしに寂しさを感じる一方で、家事や同居者への気遣いといった負担から解放され、１人で「気楽」に生きられることを肯定的に捉えていることがわかる。

肯定的な意見だけではなく、以下のように１人暮らしに寂しさを感じているという語りや、生活に対する不安を感じているという語りもあった。

> 「１人（暮らしだと）、食事が寂しいながらもお粗末になってまうわね。１人やで。あるもんで（作る）。やっぱ、家帰って、いつも１人が一番困ってますね。お父さん（夫）がいないで（夫は６年前に亡くなった）。」（82歳女性・１人暮らし／近居者あり）

> 「今年の２月の大雪のときに、どこも買い物に出られんし、足やら腰やら痛くて。それを一番、案じる。今から。（大雪の際には）どこも出られんし、買い物にも行かれんしさぁ。それが一番やっぱ困るねぇ。」（71歳女性・１人暮らし／近居者なし）

また、1人暮らしといっても、近居者の有無で状況は異なる。本調査において、1人暮らし高齢者のうち近居者がいる割合は17名中14名と82.3%であり、ほとんどの1人暮らし高齢者には近居者がいることが明らかになった。近居者がいる1人暮らしのインフォーマントからは「1人やで寂しいで、(近居者にいろんな所に)連れていってもらう」といったように、近居者によって孤独感・不安感が解消されているという語りも多かった。このような数字や発言から、福井型の修正拡大家族の形態は確かに日常に根付き、永平寺地域の高齢者の精神的・身体的健康を支えているということが見て取れる。

一方、遠方に居住する子どもと電話で連絡を取ることで孤独感を解消している事例もみられた。子どもとの連絡の頻度は、1人暮らし高齢者にとって重要な要素であり、必ずしも居住地の距離だけが重要ではないこともうかがえた。

「(長男は家が近くても、仕事で帰りが遅いこともあってあまり会わないが)大阪やら名古屋の子はもうしょっちゅう電話がありますで(気がねなく話せる)。」(82歳女性・1人暮らし／近居者あり)

「(石川県に住んでいる)一番下の子はちょっと遠いでしょう、毎日電話かかってくる。今日、なにやったとか、なんとかかんとかっていいながらおしゃべりしているのがまた楽しみです。声聞くだけでも。なんか、声聞くだけでも、すぐそばにいるみたいな感じやねぇ、電話ってねぇ。なんか便利やねぇと思って。」(70歳女性・1人暮らし／近居者あり)

第7章では、「気がねなく話せる同居家族や家族(別居を含む)の数が多いほど、精神的な健康度が高い」という研究結果が示されている。上記の語りは、近くにいる人が必ずしも気がねなく話せる人だというわけではなく、話し相手の数以上に、話し相手との関係性こそが重要だということを物語っている。福井型の修正拡大家族は家族の役割分担や話し相手の多さといった点で重要な機能を果たしている。一方、その中に構築される人間関係については各家庭で違った様相を示している。そのため、居住形態にのみ注目するのではなく、実際の生活における人間関係にも注目することが重要になると考えられる。

(4) 多世代同居する高齢者の思い・生活

今回の調査をとおして、多世代（二世代・三世代）同居をする高齢者の多くが、孫の世話や家事などを担ってきたことが確認された。第７章において、多世代同居は、気がねなく話の出来る相手の確保や生きがいの創出といった形で高齢者の精神的な健康を保つうえで一定の効果を発揮してきたことが示されている。本調査からは、多世代同居には肯定的な側面がある一方で、家事や孫の子育てに負担を感じるケースがあることも明らかになった。

「同居していてもね、家のことばっかり。最近はあんまりできませんけども。やっぱ、家のことばっかりしてると、やっぱ、自分のね、体が疲れますし、心も疲れてきてストレスになりますね。年老いても、家にばっかりこもってますと。だから、ここ（いきいきクラブ）へ来ると楽しいんですわ。」
（84歳女性／二世代同居）

以上の語りからは、家事や孫の子育ての負担が大きいことがわかる。なお、この女性は現在、息子夫婦との二世代同居であるが、孫が小さく同居していたときには、孫の子育ても行っていた。一方、この女性からは以下の語りもあり、年齢や健康状態によって、同居に対する捉え方は変わりうることがうかがえる。

「１人（暮らし）で楽にいろんなのしてる人もおりますわねぇ。同級生でも。そんな人がちょっとうらやましいと思ったこともありました。正直。でも、今となれば（家事や孫の子育てを）頑張ってきて、一生懸命やってきてよかったなと思っています。今は。やっぱり、１人でいる人はおそらく、自分の体が悪い時は心配になる。心細いと思います。」

１人暮らしや子どもと二世代同居をしているインフォーマントであっても、孫世代が小さいときには、子育てを担っていたというケースも多かった。この背景としては、松岡地区では共働きが多く、若年世代は仕事に出て、高齢世代が子育てをするという傾向が強かったことが考えられる。松岡地区やその周辺地域では繊維産業が盛んで、機屋（はたや）が多く存在していた。女性のインフォーマント26名中16名（61.5％）が機屋で働いた経験があった。

「ここらは働く女やで。女が働くでね。ここらのもんは。もう昔から。ほんなもの、赤ちゃん産んだかって、3月もせんといて、もう、働きに行ったでぇ。特にこの松岡は機屋さんが多くて、もう朝の早よから（働いていた）。」（76歳女性）

「（妻の職業は）やっぱり糸編んでぇ、なんかあの機織ったり、生地織ったりな。まぁあの昔は、そんなこの辺は機屋しかなかったで、娘さんみんな（機屋に勤めた）。」（84歳男性）

という語りからは、松岡地区では機屋への就業によって共働きをしていた世帯が多かったことがうかがえる。機屋で働いた経験をもつインフォーマントからは、「本当によく働いてきた」という声があった。現在では、機屋の数が激減し、主な就業場所にはなっていない。しかし、現在も自分の子ども・孫世代は共働きであると述べたインフォーマントが多かったことは印象的であった。福井県の共働き率は58.6％（全国1位・全国平均は47.6％[8]）と高い水準にあるというのもうなずける。

なお、現在では孫世代が同居・近居していないという例も散見された。第7章の福井県の調査と同じく三世代同居の「再生産」が減少傾向になっていると考えられる。

3　高齢者が集まる「場」の検討

(1)　上志比地区と永平寺地区の事例

永平寺町では、ふれあいいきいきサロンや一般介護予防事業の取り組みなどによって、高齢者が集まる場が多く設定されている。そういった場においては、多様なサービスが提供されるだけでなく、高齢者が集まり人と交流する機会にもなっている。今回、三世代近居の実態を知るために訪れたいきいきクラブのこうした場としての側面の特性をより具体的に把握するため、フィールドワークにおいては、松岡地区のいきいきクラブだけではなく、永平寺町内の一般介護予防事業の取り組み事例に関しても調査を行った。調査は平成30年12月13日に行い、上志比地区の「筋トレ教室」および永平寺地区の「いきいき百歳体操」の場を対象とした。

① 上志比地区の筋トレ教室

上志比地区では、筋トレ教室の場で、３名の参加者（平均年齢78歳、全て女性）にインタビューを行った。筋トレ教室は永平寺町内４か所で開催されており、今回はその１つである上志比保健センターで開催されている教室を対象とした。ここでは、通年で週１回筋トレ教室が開催されている。参加者は毎回10名ほどで、インストラクターが無料で指導を行っている。参加者からは、「自分自身で健康を保っていかなくてはならないという自覚がある」といった声が聞かれた。また、参加者の中には、もともと福井市内のフィットネスジムに通っていたが、年とともに長距離移動に負担を感じ、上志比地区の筋トレ教室に来るようになったという人もいた。筋トレ教室は健康増進を図る活動へのニーズを行政が満たす場であり、特に福井市から距離のある上志比地区においては意義のある行政サービスになっているといえる。このように、筋トレ教室には健康増進という目的意識を持った参加者が集まっている。定期的に集まることで参加者と話をできるのがよいと語ったインフォーマントもいたが、やはり交流の場という面よりも健康増進の場という面が大きいと思われる。

② 永平寺地区のいきいき百歳体操

永平寺地区（花谷集落）では、いきいき百歳体操の場で、６名の参加者（平均年齢80歳、全て女性）および代表者（70歳男性）にインタビューを行った。いきいき百歳体操は、平成30年10月現在、永平寺町内の15か所の集落センターで開催されている。この取り組みは週１～２回、各集落の自主組織によって実施されている。いきいき百歳体操は集落単位での取り組みであるため、参加者同士は「いつも普段から交流がある」という。また、ほとんどの参加者が徒歩で来場していた。調査を行った花谷集落では、いきいき百歳体操終了後に、サロン活動も行われていた。そのため、交流の場としての機能と健康増進の場としての機能の両面を持つ取り組みになっている。

花谷集落のサロン活動は８年ほど前から行われているが、当初18名ほどいた参加者が年々減少していることが課題となっている。代表者からは、「新たに来る人を増やす必要があり、きっかけ作りが重要」との発言があった。また、男性は、「恥ずかしい」という気持ちがあってなかなか参加しないとの声もあった。一方、集落の老人会には男女半々ほどで20名程度が集まるという。老人会では、集まって食事をしたり、地域の掃除をしたりしている。高齢者が集まる場といっても、活動内容は様々であり、活動内容によって参加のしやすさが異なると考えられる。より多くの参加者を得るためには、性別や年齢層によって参加のしやすさが異なることを念頭において、活動の内容を検討することが重要になると考えられる。

(2) ご近所付き合いの場

インタビュー調査において地域社会との絆について質問をした際に、「ご近所さん」との関係にも触れたインフォーマントが多くいた。以下の語りのように、近所の付き合いが精神的な支えになっていると述べたインフォーマントも散見された。

「(夫が亡くなって家で１人でいるとき) 寂しいのお。夜が寂しい。なんちゅうか､外の明かりが灯ってんのをこう見ると､いいなあと思う｡せやけどな、ここらはな田舎やあ。よく、集まったり、話したりするわね。都会いったら隣は何してる人か､何してるかわからんちゅうのが (田舎では) ないんやって。今日このおかず作ったから食べね？とか、今日夜カレーライスするから持ってってたげるで、とかいってそういうコミュニケーションがあるで、田舎だで。いい感じになっている。なんちゅうか…感謝してるよ。」(74歳女性・１人暮らし／近居者あり)

いきいきクラブの参加者の中にも、「地域のサロンに入っており、地域のサロンが開催される日はそちらに顔を出す」と答えたインフォーマントもいた。また、老人会に所属したり地域でのお祭りなどのイベントに参加するといった声も多く聞かれた。

永平寺地域では、地域社会のコミュニティが現在も存在・機能しており、行政の支援によるサロンやいきいき百歳体操などの場と相まって、住民が交流する場の維持に寄与していると考えられる。

(3) 高齢者にとってのいきいきクラブの意味

以上から、翠荘で行われているいきいきクラブが、高齢者が集まる場としてどのような特性を持っているのかを推察することができる。筋トレ教室やいきいき百歳体操は、目的とプログラムが明確な取り組みであり、そのような前提の下で参加者が集まっている。それに対して、いきいきクラブは、開催回数も多く参加の程度を自由に選択できるため、様々な居住形態の高齢者がそれぞれの生活の中で抱く日常的なニーズを満たす場として機能しているのだと考えられる。つまり、単に高齢者にとって楽しい場を提供しているという役割だけではなく、１人暮らしの高齢者にとっては「１人の寂しさをまぎらわす場」として、多世代同居の高齢者にとっては「同居者との間に生まれるストレスを発散する場」として、いきいきクラブのコミュニティが家庭・ご近所付き合いとは違ったソーシャルキャピタルを利用者に提供しているのである。さらに以下の語りからは、同居者や近居者がいても、孤独感や不安感を抱いている参加者にとって、いきいきクラブが重要な憩いの場になっていることがうかがえる。

「（今年、夫が亡くなった）それから、なんかもう、おかしい。自分があの、ぼけてきそうになってなぁ。ちょっとほんな感じで。ほんで、なんか寂しいっちゅうか、だんだん、涙が出てくる（それで気晴らしにいきいきクラブにきた）。」（79歳女性・二世代同居／近居者あり）

牧野らは事例研究によって、公民館や集会所といった施設があっても、日常的に交流を促すような空間として利用されていないとし、気の向いたときに利用できる場が求められていることを指摘している［牧野・今井 1999：137-138］。いきいきクラブは週に４回という開催頻度と参加の自由さから、気の向いたときに利用できる場として存在しているといえる。また、既存の人間関係の延長である各集落単位のサロン活動とは異なり、より広域から高齢者が参加するサロンであるため、新たな人間関係の形成に寄与している。本調査からもうかがえたように、人間関係は精神的・身体的な健康維持に寄与するが、ストレスの源にもなりうる。したがって、家庭やご近所付き合いだけではなく、いきいきクラブのような場において普段は関わることのない高齢者同士が交流することは、健康長寿を考える上で重要だと考えられる。一方で、いきいきクラブは自由な活動であるがゆえに、グループが固定化しているという状況もみられた。参加者のほとんどが顔見知りであっても、普段の活動（トランプなど）は５～６人の決まったメンバーで行われている。そういった状況は、新しい参加者が参入しにくいという課題の背景になっていると考えられる。

4 永平寺地域における健康長寿現象とは

本章では、永平寺町松岡地区におけるいきいきクラブの事例を中心に、福井県の健康長寿現象の実態を検討してきた。インタビュー調査の結果からは、松岡地区では多くの女性が機屋などで労働を行っていたという背景から、高齢者が家事や孫の子育てを担うことが一般的な現象であったことが確認された。これは、これまでの章で述べられてきた福井県に特徴的な家族の形態という記述と整合的である。

居住形態別にみた高齢者の思い・生活に関しては多様な語りを聞くことができた。一人暮らし高齢者の中でも、１人暮らしに対する肯定的な意見と否定的な意見の両面があることがわかった。また、二世代同居・三世代同居においても、肯定的な意見と否定的な意見の両面があった。家事や孫の子育てが高齢者の役割であると同時に、負担と感じられているケースもあった。さらに、どのような居住形態においても、孤独感・不安感の解消が課題になるといえる。単に同居者や近居者がいればいいというだけではなく、近親者が遠くにいても、電話での連絡や、サロンなどへの参加によって、孤独感・不安感の解消が図られているケースもみられた。一方で、同居者や近居者がいても孤独感・不安感を抱いている高齢者もみられた。単に１人暮らし高齢者に目を向けるだけではなく、同居者や近居者がいても孤独感や不安感などを抱えている高齢者のケアをどのように行っていくのかということも課題である。そのためには、高齢者が集まる多様な場を確保することが効果的だと考えられる。

サロンという場は、高齢者にとってどのような意味をもつのだろうか。第５章でも述べられたとおり、今日、ソーシャルキャピタルと健康の関係が大きな注目を集めている。先行研究では、「地域での居場所は、利用場所を割り当てられるのではなく、主体的に自由に選択できることが大切である」と指摘されている［松本 2013：51］。永平寺地域においては、家庭・サロン・ご近所付き合いなどといった、人と接する場が重層的に存在しており、高齢者はその中からどこに行くかを自由に選択できるということが、高齢者の精神面によい影響をもたらしているといえるだろう。ここで、それぞれの場にはその当事者にとって肯定的な面だけではなく、否定的な面があることも重要である。例えば、多世代同居では高齢者に役割が生じ、生きがいを持って生活できるという肯定的な面があると考えられる。しかし、インタビュー調査では、そういった役割を負担だと考えてストレスを溜めている現実もみられた。サロンは、そういったストレスの発散の場としても機能している。家庭・サロン・ご近所付き合いといった複数の場が相互に補い合える環境が理想的だと考えられる。そのような視点でみた場合、地域内での伝統的な人間関係が弱まる中、行政サービスとして設定されるサロンという場には大きな意義があるといえる。

なお、サロンのような場を設定するだけでは、十分に機能することは望めない。今回の調査で見えてきたのは、その場にアクセスするための交通インフラの重要性である。永平寺地域は大都市の中心部ほど人口密度が高いわけではないため、いきいきクラブに参加したいと考える人は都市中心部に比べれば広域に存在していると考えられる。しかし、生活に密着した交通インフラがあることによって、翠荘への自由なアクセスが高齢者にもある程度担保されている。移動手段の少ない高齢者にとって、社会的な交通インフラは日々の生活を支える直接的な要素である。樋野・石井［2014：2475-2476］は、全国7都市の高齢者を対象とした調査で、「＜居場所＞の選択理由として半数以上が「自宅から近い」を選択し、＜居場所＞を持つ人の約半数が徒歩で利用している。徒歩あるいは自転車で行く＜居場所＞を持つ人の利用頻度が高いことから、身近に＜居場所＞のあることが求められる」としているが、今回の翠荘における調査では様相が異なることがわかる。永平寺町では住民の生活に寄り添う交通インフラが整備されているため、徒歩圏外からも高齢者が訪れることができる。そのことによって、永平寺地域内でコミュニティの重層化がより進んでいるといえる。

おわりに

永平寺地域における今回の調査では、多世代同居・近居率の高さが特筆すべき現象として確認された。これは、都市化の進展にさらされながらも、過去において機屋といった就業機会が確保されていたことや福井市に隣接しているといった地理的条件などによって温存されてきた現象だと考えられる。多世代同居・近居は、高齢者の精神的・身体的な健康に寄与するが、ストレスの要因にもなりうる。ここで、高齢者が同居による負担を否定的に捉えていたとしても、健康長寿という観点で見た場合にどのような影響を及ぼしているのかは、本調査からは明らかにできなかった。この点は今後の研究課題である。

サロンはストレス発散の場として重要な役割を果たしている。さらに、コミュニティバスといった交通手段が整備され、サロンにアクセスすることが可能になっていることも重要である。都市化が進む中で、多世代同居・近居といった農村的な家族形態が温存されていることや、行政によって高齢者が集まる機会が確保されていることは、永平寺地域の健康長寿を考える上で鍵となる要素であるといえる。一方で、サロンなどの場に参加する高齢者が減少しているという課題もある。参加するのが恥ずかしいといった精神的な要因への対応や、交通手段の維持・充実などといった対応が重要になるだろう。

本調査では、永平寺地域において、高齢者が集まる様々な場があり、そういった場が多様な居住形態の下に生きる高齢者のニーズを満たしていることを明らかにした。しかし、今回の調査は松岡地区のいきいきクラブという限定的な対象についての検討に留まっている。今後、福井県における健康長寿現象の理解を深めていくためには、各地域の地理的な特性を踏まえ、若年世代も含めた様々な世代に対する質的な調査・分析を行っていくことが必要である。

注

1）社会福祉法人永平寺町社会福祉協議会ホームページ「ふれあいいきいきサロン」（http://www.eiheijishakyo.jp/shakyo/index.php?pid=svsalon，2018年12月15日閲覧）

2）注1）に同じ。

3）総務省『国勢調査』平成27年。

4）厚生労働省『国民生活基礎調査』平成29年。

5）総務省『住宅・土地統計調査』平成25年。

6）注3）に同じ。

7）注3）に同じ。

8）注3）に同じ。

終章

福井県の健康長寿現象が世界に語りかけるもの

1 健康長寿の地域学

健康長寿は、そこに長く生活してきた人の生活状況と深く連関する。その意味では地域環境と決定論的な因果関係はない［水津 1974］としても、生活の場との連関の中でそうした状況が作り出されていると考えることができるだろう。そしてこの「生活」は、全ての研究領域と重なる総合的なものであり、「健康長寿」という現象はあいまいでありながらも、さしあたりこの「生活」と深くつながる領域として、複合的・総合的な現象であり、１つの分野からのアプローチでは「木を見て森を見ず」というような部分的な理解に留まる。

今日健康長寿を主題化した研究は急速に広がり、各学問領域の中でもそれぞれ展開しており、また各県レベルでも「健康長寿」推進を謳う取り組みは急速に広がっているが、ある地域の「健康長寿状況」を総合的な要因複合の視点から捉え、それを他の地域社会と比較して検討しようとするものは極めて限られている。このような健康長寿研究における地域研究的視点からのアプローチの不在は、“専門分化”を前提とする通常の科学のあり方の中で、総合性を重視する「地域研究」［高谷 1996；1999a；1996b；立本 1996］のあり方の特殊性ということとも深く関わるものだといっていいだろう。

このような研究状況を射程におきつつ、本研究では出発点において、「こころ・からだ・しゃかい」という異なる研究の位相を設定し、健康長寿現象を総合的に把握し、その地域的特性を解明するというところに焦点を当てた。行政や医療機関などでの「健康長寿状況」に関する実践的研究課題を考えようとするならば、あくまでも地域の生活状況のリアリティ抜きでは効果的な処方は難しく、今後このような健康長寿研究における地域研究の手法はますます重要になってくるであろう。

本研究の中で具体的な分析の対象となっているものの中には、通常ではあまりつながりをもって考えられないような事象間の関係が、「健康長寿」を考えるための要因複合として主題化されているものがある［福井県立大学健康長寿研究総括班編 2007］。外部から捉える時、福井県は「なぜか長寿」という、優れて「健康長寿」地域としての特色が指摘され、また同時に福井県は「第２種兼業率が高い」ということが指摘され、さらに「共働きが多い」ということが話される。それから「生活満足度の高い県」だという指摘もある。

しかしそのような福井県の特性論［福井県 2005］は、おおむねバラバラに列挙されることが多く、その事象間の関係はあまり明確な像を結んでこなかった。今回「健康長寿」という視点に立ち、そのような「特性」の束に光を当ててみると、まだぼんやりとした状況に留まっているとはいえ、それぞれのつながりが１つの構造あるものとして浮かび上がりつつある。「共働き」というようなかたちで近代システムに寄り添い、一見忙しく立ち働くように見える世界が、一方では伝統的に見える三世代近居という世界と見事に合わさりながら、独特の農村高齢者の生きる場を作り出している。

「孫たちが小っちゃかったころは私が（面倒）見たでなぁ。嫁さん仕事に行ってたで。おむつ替えから全部私。やっぱりほら勤める人、おばあちゃんに子どもさ見てもろうた方が、ねえ。やっぱり子どもも、（私に面倒）見てもろたっちゅうんか、あれがあるで、（今も）おばあちゃん、おばあちゃんいうなぁ（笑）」

「（共働きで忙しい息子夫婦の代わりに孫の子育てや家事を担ってきて大変だった）１人（暮らし）で楽にいろんなのしてる人もおりますわねぇ。同級生でも。そんな人がちょっとうらやましいと思ったこともありました。正直。でも、今となれば頑張ってきて、一生懸命やってきてよかったなと思っています。今は、やっぱり１人でいる人は恐らく自分の体が悪い時は心配になる。心細いと思います。100歳になっても一人がいいっていってる人もおりますけどね。小説家とか、芸術家はねぇ。」

「三世代近居の健康長寿学」がどのように生きられるのかに関するインタヴューの中には、もちろん近居であるがゆえの苦しみや葛藤という局面も垣間見ることができる。離れて暮らしていれば、喧嘩もしないのに、近くに住んでるからいつもいがみ合う。そこでは、「三世代近居」という社会の中の慣行の中でのそれぞれの人の適応と不適応ということが認められる。しかしそうした様々な感情を含みながらも、福井の世界に展開する三世代近居は、他の地域社会と比較してみても福井の高齢者の生活を支えるものとして機能していると考えられる。

三世代近居は、高齢者の「こころ」の安心・安定を支える類まれな「仕組み」として機能するとともに、三世代近居の中で展開する「食」は、大きな変化を受けつつある途上とはいえ、いまだ拡大家族的な家庭の「食」を守りつつ、「健康長寿」の１つの背景を作り出している。現代社会は急速なグローバリゼーションの中に投げ出され、福井県の「田舎」においても農村近代化という他の地域社会の変貌と共通した現象が展開していることはいうまでもないが、しかしその一方でその内的世界に寄り添ってみれば、地域の個性はいまだ健在であり、地域ごとの固有の生活の形が、「伝統生活」を基礎に再創造されつつある様相を見出すことができる。

そしてこの福井の健康長寿現象においては、変容する社会の中で、高齢者の生活の下支えをし続けている「しゃかい」のあり方が、新興長寿県を支えるものとして、大きな要因となっている。

第１章でも見たように、大正時代に全国の最底辺にあった福井県や石川県、富山県が、急速に健康長寿度が高まる要因として、自然環境が大きく変化しないということを考えれば、この間にこれらの北陸型を押し上げたものとしては、「しゃかい」のあり方の健康長寿にかかわる優位性を考えるのは妥当性があろう。

このような健康長寿を支える「しゃかい」とりわけその「ソーシャルキャピタルに着目する研究としては、イチローカワチなどがアメリカを中心に行ってきた社会階層論との関連でのソーシャルキャピタルのあり方が注目されてきた[Kawachi and Kennedy 2002]。しかし本研究で見てきたように、地域間の健康長寿現象の差異を作るものとしても極めて大きな要因となっている。逆に見れば、グローバリゼーションの中で均一に見える地域社会も今なお生活のあり方の中に大きな差異を有しており、それが食に規定される「からだ」要因や「こころ」要因以上に、福井の健康長寿度を押し上げている。

秋山［2003：28-33］によると東京大学高齢者社会総合研究機構では、実際のコミュニティにおいて、長寿社会のまちづくりの社会実験を２つの地域で試みており、1つは東京の郊外の千葉県柏市、1つは福井の坂井地域で行っている。柏市で行っている社会実験では、退職後も活き活きと暮らせるように、休耕地を農園として野菜作りのできる環境をととのえ、生きがいを持たせるコミュニティ型の高齢者支援を行っている。秋山も指摘するように、都市域には住民の多様性もあり、その中で、働き方や生き方の多様性が確保され支えられることだろう。

福井の農村には、都市で高齢者の生きがいをささえるための市民農園が、そのままの生活の中に仕組まれ、さらに三世代同居、近居の中に家事や孫の世話など高齢者も様々な役割が与えられて生活がなされていくことだろう。すでに見てきたように、このような福井の中に当たり前のようにある三世代近居は、その社会形態そのものが高齢者福祉の場になっていることだろう。そして本書で見てきたように、こうした三世代近居に支えられた健康長寿のあり方は県境を越えて、北陸型として広域的に広がりをもっており、それはなによりも人間の生命の再生産とかかわることがらであるという点が重要である。

それゆえ自然環境、生態系ということがらにきわめて直接に向き合うものであり、その同質的な広がりは、行政上の政治領域として県や市町村という単位を超えて広がる［木内 1969；歴史地理学会編 1975］。同時に今日の社会動態から見れば、都市の結節点を軸にした機能的地域のまとまりが、健康長寿という現象との関係でも、上記の自然環境、生態系を軸とした地域のまとまり以上に大きな意味を持ち始めている。

2 地域社会における健康長寿の意味

グローバリゼーションの中に潜む「ローカリティ」。そのローカリティの固有の特性は、いうまでもなく「インターローカリティ」とでもいうべき、ローカリティ間の比較の中でその特質をより明確に現してくる。「比較」ということを考える際に、文化人類学の用語に「エティック」と「イーミック」という言葉がある。「エティック」な研究では、客観的に外側から観察してどの文化にも適応できるような概念・用語を研究者が用意することから始まり、それらの概念・用語を用いて世界の文化を分析する。それに対して「イーミック」［石川編 1987］な研究では、当該の文化においてそこに住んでいる人が内側で意味のあるものとしている概念・用語を調査・分析の中で見出してその概念・用語を用いて、その文化の全体系を発見することが重要になる。

「イーミック」な立場に立って地域比較をするといっても、「まず徹底的に理解もできていない社会を比較したところで、何の役にたつだろうか」という問いかけがあろう。しかしまた、「健康長寿」をめぐる地域社会現象の動態の固有性を明示化するという目的からするならば、「まず比較もしなかった社会を、どうして理解できるだろうか」という問いも残る［Sahlins 1972：邦訳 89］。

本研究においては、まず、福井県の内部の「こころ・からだ・しゃかい」にかかわる諸要素の連関関係を読み解こうとする視点として、文化内の全体的な統合を図る、文化人類学の視点における「イーミック」に似た立場から出発している。しかしアンケート調査では、福井県の住民の健康長寿の１つの客観的位置を測定するために、いわば「エティック」の立場から世界のどこにでも通じる健康の評価の方法も用いている。

例えば第２章の第２節で大森は、その「こころの健康の評価」に、「GHQ-12」を用い、世界共通の指標の中で、「福井」の特質を捉えようとしている。また第５章の第３節で、石原は、新興長寿県である福井県民の健康度自己評価および身体活動状況の実態とそれに関連する要因について、「からだ」の健康の面から検討しているが、ここでは、自然科学的な「客観的」基準で、その地域社会の特性が取り出され、他地域と比較される。しかしこうした指標に対する回答の背景には、それぞれの地域社会の回答言説に関わる固有の意味世界があり、それぞれの回答もそれぞれの意味の内的構造に立ち返れば異なった意味を帯びることもある。

例えば文化人類学者が各地に見出す「家族」的現象は、人間現象として世界に共通したものであるといえるだろうが、世界の各地の「家族的なるもの」の多様性の中で、現実には、「家族」的なるものを、１つの言葉で定義することは困難である［清水 1987］。それゆえそのような「家族」を前提として、世界の「家族」の平均的な規模を比較しようとしても、そこに内在化される「家族」によって意味される事柄はあまりにも多義的である。ましてやその社会の「豊かさ」や「生きがい」という主観の領域と関わるものは、「イーミック」な次元に立ち入ることなしに、それぞれの項目の回答率だけでその社会の特質を表そうとしても、現実のリアリティとの間に大きな乖離を生み出すことがある。

それゆえ私たちの研究は、「アンケート」分析という方法の中で地域間を比較する、「エティック」という視角からの研究を展開する一方で、「健康長寿」

の生きられた世界のリアリティとの接近を求めて、ミクロなコミュニスタディを取り入れることによって、イーミックな次元にも再び目を向けようとした。

このようなその世界の内部に展開する「意味」に関する事柄は、共同調査の中で、津村［2007］が取り出そうとした「宗教的なもの」の領域においてはとりわけ重要である。外部からは見えにくいが、南条地区に生活する人々の中では「宗教的なもの」と生活の安寧、それに支えられた高齢生活の「安心」が強く意識されている。こうした事柄も生活者が他地域との比較を意識しないような場合、「宗教的なもの」と健康長寿の相関は回答率の高さには反映されにくいが、それを客観的なマクロなデータとどのようにクロスさせるかということがらが今後の課題であろう。

しかしマクロなアンケート調査にせよ、ミクロなコミュニティをベースとした調査にせよ、こうした他の地域社会との「健康長寿」の要因複合の地域比較というところに踏み出そうとするならば、途端に研究上の様々な困難が立ち現れてくる。今日では日本の中のどの地域社会をとってみても、県レベルで、また市町村レベルで「健康長寿」を促進する活動の取り組みがあり、その中で各地域ごとの報告書も出されている。しかしその調査内容は、私たちがここで意図した「こころ・からだ・しゃかい」というような生活世界を全体として取り出そうとする視点と対比すると、ある現象に「限定」した報告に留まっている場合が多く、まずもって比較のために利用できるデータが限りなく不足しているという状況がある。

3 地域間比較の視界へ

平均寿命が同じといっても高齢者の寿命にばらつきが大きく、地域によって、100歳を越える人が多いが、逆に割と短命の者も多いという場合があるのに対して、一方高齢者が平均して長寿という場合もある。そして健康長寿状況をめぐる生活の形を、さらにその生活を支えるそれぞれの地域の価値観のようなものまで広げていくと、同じ「健康長寿」といっても、異なる性質を持ったものとして立ち現れてくる。例えば社会全体が大変な努力で養生に努め長寿を禁欲的に保っている社会と、あまりそのような養生に関する関心はないが、快楽的に生きる結果が長寿をもたらせているような社会というような生活世界の質的な差異が存在するような場合がある。このような健康長寿状況の生きられたリアリティの比較をも含みこんだ「健康長寿」の様態の取り返しは、地域を持たない普遍的人間像を前提とした科学とそれ支えられた近代医療の枠の中での、これまでの健康長寿研究の限界を見据え、学の更新を促していくものとなっていくだろう。

そして福井県の「健康長寿」をめぐる特性論を深化させていくためには､「福井」をさしあたり同質地域としてその中に内包する「日本」の特性を、世界との比較で探るような視点をも要請することになる。このような地域比較の視点で福井県を捉える時、福井県を基点とする視角の優れた点は、これまで日本の長寿社会としてしばしば取り上げられてきた沖縄県と対比では、歴史的・自然生態的視点との関係で、より一般的な「日本」の地域特性を備えていることであろう。

一方もう１つの長寿県として取り上げられる長野県との比較では、長野県が戦前から高い長寿状況を示していたのに対して、福井県は、戦前の平均寿命は極めて低い状況にあり、それが戦後とりわけ高度経済成長以降に、急速に「長寿社会」の条件を作ってきたという対照的な特質がある。それゆえそこには、今日変貌する地域社会がどのような条件を備えていれば健康長寿を支えるものになるのかをさぐるという意味で、事例として極めて重要な位置が与えられている。

このように日本の中でも、健康長寿現象から捉え直していくと、極めて大きな地域差が存在していることが理解される。しかしより広域的な地域間比較から見れば、内部に差異を含みながらも、同質地域として位置づけることもできるだろう。第１章でもすでにふれたように、新しい潮流の地域研究は、高谷が世界地域として取り出していったように、生態・社会・文化のまとまりのある地域として、地域内部の組織原理の差異を捉えることができ、地域社会を捉える時､「地域」という枠組みの前提を問い直し始めている。「土地」を基礎的な枠組みとして、その中にある地域と地域社会の関係を捉えるような視点の中にあるものは、定住的な地域社会の形成を前提とした地域観で､「属地主義」的な世界像ともいえる［高谷 1999a］。ヨーロッパや日本、中国などの農耕社会を１つのモデルとしていけば、そうした視点も首肯されることだろう

しかし、一方で移動を前提とした遊牧民的な世界から見れば、地域観の前提は根底から問い直される必要がある。そのような世界では、地域は人によってつくり直されていくのであり、属人主義的ともいえる地域観が必要になってく

る。こうした多元的で多様な地域観は、地域内部の諸要素の連関の関係性を問い直し、「健康長寿」にかかわる地域性というような視点をより根底的に捉え直すものとなる。本研究は日本の内部での地域間比較を中心にしているが、これまでの地域内部の要素とその連関を定型的に捉える地理学者の職人技としての「地誌学」的な手法とは、関連する専門領域の最先端の議論を踏まえた、学際的総合的な手法を用いている。本研究では健康長寿現象にかかわる地域住民の視点を中心にすえ、そこから出発することにより、すでに述べたような新しい地域研究の視点も内部化している。

本研究が健康長寿現象の動態、変容に着目し、可変的なその状況を取り出し、健康長寿現象を支える要因の中で、「しゃかい」という領域に視点を定め、それを掘り起こしてきたのは、地域を支える要素の組織原理を重視し、何よりも住民の視点を基底に置く、すでに述べてきたような新しい地域研究の視点を内部化してきたからでもある。そしてそうした視点の中で浮き彫りにされたものは、福井の健康長寿現象を考えていく際に重要となる、県域を超えた北陸型というべき健康長寿地域の共通性であり、その健康長寿度を押し上げる力のリアリティであった。

4 グローバルな地域間の対話の知としての健康長寿学 —

20世紀は、普遍的な学を世界の隅々にまで拡張し、地域社会を１つの基準に照らして査定し、それを標準化する作法の中に生きてきた。しかし、21世紀に開かれるべきものとして、地域の固有性や個性への捉え直しが、改めて求められるようになってきている。そのような中で、様々な地域の問題の解決に対するその方策に関しても今日、大きな変化が生み出されてきている。これまでの方策は、いわば、西洋に生まれた「近代知」を基盤にその知を社会の解決にも生かす道であった。そのような単一のモデルの適用という処法のあり方の困難は、たとえば、紛争の大陸といわれたアフリカの紛争解決のあり方にも及んでいる［Collier 2007］。

近代市民社会において行われる紛争解決の方法は、「法と法廷」によるものであった。市民社会は、封建的社会体制から解放され自由と平等を獲得した自立的個人である市民って成り立つものであり、法に違反した場合、裁かれるのは個人である。しかしこうした近代社会の前提は、親族や拡大家族の厚みのあるアフリカではしばしばほころびを持ち、そのような中で近代西洋では当たり前の解決の方法を、アフリカの地域社会の中に持ち込むことは難しい場合が見られる。そのような中で、紛争解決の内在的な方途として、太田や松田が主張してきた［大田編 2016］、地域からの創造知としての「アフリカ潜在力」は、決して、伝統的な方法への回帰を主張しているのではなく、「アフリカ社会が、異質な知恵や制度との出会いでそれらと伝統的な慣習を創意工夫を凝らしてつなぎ合わせ新たな作法を創造してきた」［松田 2018：678］、動きゆく場が持つ力である。

このようなグローバルな規範と地域社会の生活、それに由来する生活規範の相克ともいえるものが、「健康長寿」をめぐる地域社会の営為の中にも生み出されてきている。本研究で見てきたように、北陸型の１つとしての福井にみられる新興長寿県の事例は「なぜか長寿」といみじくも語られたように、これまで地域社会の中で、必ずしも意識化されてこなかった地域社会の伝統的な慣習をつなぎ合わせて、新たな作法を創造していくプロセスの中にある地域の潜在力であったと見ることもできる。

普遍の近代モデルとしての健康長寿学が、１つのパラダイムとして地域ごとの健康長寿状況のパーフォマンスを査定し、評定していく場面がある。福井県立大学で行われた本研究の出発点において、交野は、健康概念として、WHOの次のような定義から出発した［交野 2007：14］。「健康とは、健康の状態や健康のレベルを示すものではなく、人々が身体的・精神的・社会的によりよい状態を示すことである」。そしてこの議論を踏まえて、健康長寿現象を「からだ・こころ・からだ」という３つの視点から検討した。

こうした健康長寿を促す言説は、それ自身としては、多元的で多様な地域社会での取り組みを許すものであるが、20世紀という普遍性の規範が強く作用してきた時代の中では、しばしばどの地域にも共通する仕組みや制度を上から指導するような試みがなされてきた。それはすでに述べたような、近代市民社会において行われる紛争解決の方法としての「法と法廷」による視点をそれになじみのないアフリカに適用してきたことと同じようなものである可能性もある［松田 2018：677−87］。

しかし今日のグローバリゼーションのもとでも、それぞれの地域社会が向き合う長寿社会像は多様で多元的であり、その長寿学は、地域ごとの形を取る。それゆえ地域社会が創造してきた健康長寿状況から発する、普遍のモデルとしての「健康長寿学」への問い直しは、本書でとらえてきたような「三世代近居の長寿学」のように、地域社会の組織原理の中に埋め込まれ、再生産されていくものとして、常に普遍の学に対する対話を要請している。

健康長寿現象は、生活のあり方と深くかかわるものであり、複合的な現象としてどこまでも内部からの主観的な側面を有する。このような性格の地域と健康長寿現象の関係を前提とした上で、本研究が明らかにしたものは、近代に対する＜伝統＞の世界の方が正しいという再評価ではなく、すでに近代世界を取り込んだ地域社会の可能性である。いい換えれば、伝統的な要素を生かしながらもそこに再構築されていく地域社会が持つ「健康長寿」を支える力といってよいだろう。もちろん国家や行政によって指導される長寿の道にも、様々な貢献があるにせよ、これまであまり目を向けられてこなかった、常に現場で創造されていく地域の長寿学のあり方が、むしろこれから重要なものとして浮かび上がってくるように思われる。

このような動きゆく場としての地域と健康長寿現象の動態は、伝統社会の中の三世代同居という構造化された特質ではなく、むしろ今日では常に組み替えられていく「近居」という世界が織りなす世界の中に現れる。そして地域社会にとっての健康長寿という視点から見ると健康長寿を支える複合的な要素の組み合わせは地域ごとにユニークであり、西洋の近代モデルの背後にあった西洋の世界の特質とそのあり方との対話を必要なものにしていく。西洋の高齢者の背後にあるものは、福井の健康長寿現象の中で認められる「三世代近居」のような家族的（修正拡大家族的）状況やそれに支えられた地域コミュニティの中に紡がれたものではない。すでに見てきたように、これは同時に女性の就業率の高い共働き現象を支えるものとして、個人の自立的生活のあり方を前提とした西洋型の市民社会のモデルとは異なるが、新しい女性の社会進出を可能にするモデルを提起することにもつながってくるだろう

西洋の社会の中では、三世代近居に支えられて女性の社会の進出ということは想定されていない。それに対して福井モデルには、今日では緩やかな三世代近居の中にはぐくまれ、そこでは＜女性の働く＞という世界が保障されている。これまでのところ、福井においては、男女共同参画社会が核に置くような、女性の政治的進出までつながっていないが、１つの女性の活躍する社会がそこにはある。このような現象を捉えるにあたって、これまでは西洋近代化モデルのもとに西洋にはなれない「遅れた」社会のあり方ととらえるような側面があっ

た。しかしそこにうまれているものは、西洋とは異なるもう１つの近代社会の成立の可能性であり、地域社会の間の対話の知を開く、アフリカの潜在力ならぬ日本の潜在力、福井の潜在力という地域社会の現代社会と対峙する内部からの創造性が展開しているということができるのかもしれない。

このように私たちの研究は、「なぜか長寿」という福井の健康長寿現象を少し立ち止まって見つめ直してもみるという作業から始まったが、その比較の視点を深化させるところには、世界の中でも先頭に立って長寿を生きる、「なぜか長寿」という日本の特性論が重なり、福井の一点社会を掘り下げていくことが、ここでは世界の健康長寿研究と重なるダイナミックな研究の視界を内包しているといえるだろう。

とはいえ福井県の健康長寿の要因複合の論点を鍛えていくことも、それを地域間比較で明らかにしていくことも、さらにその先に世界との対話をしていくことも、全て今後に残された課題である。新たな展開を期したい。

参考文献

＜邦文献＞

秋山弘子［2013］「長寿学の視座と「地域性」という課題」、福井県連携リーグ『ふくい総合学　健康と長寿から地域を捉え直す――こころ・からだ・しゃかいの視点から――』福井県大学連携リーグ。

天笠崇［2007］『成果主義とメンタルヘルス』新日本出版社。

粟田主一［2009］「うつ予防・支援からみた高齢者のこころの健康と地域社会の創造」『老年精神医学雑誌』20。

石川栄吉・梅棹忠夫・大林太良・蒲生正男・佐々木高明・祖父江孝男編［1987］『文化人類学事典』弘文堂。

今井晴彦・園田紫乃・金子郁容［2010］『コミュニティのちから――“遠慮がちな”ソーシャル・キャピタルの発見――』慶應義塾大学出版会。

稲葉陽二［2005］「ソーシャル・キャピタルの経済的含意――心の外部性とどう向き合うか――」『計画行政』28（4）。

――――［2007］『ソーシャル・キャピタル――「信頼の絆」で解く現代経済・社会の諸課題――』生産性出版。

――――［2008］『ソーシャル・キャピタルの潜在力』日本評論社。

――――［2011］『ソーシャル・キャピタル入門――孤立から絆へ――』中央公論新社。

稲葉陽二編［2008］『ソーシャル・キャピタルの潜在力』日本評論社。

今村晴彦・園田紫乃・金子郁容［2010］『コミュニティのちから――“遠慮がちな”ソーシャル・キャピタルの発見――』慶應義塾大学出版会。

上野千鶴子［1988］『「女縁」が世の中を変える――脱専業主婦のネットワーキング――』日本経済新聞社。

NHK放送文化研究所編［1997］『現代の県民気質――全国県民意識調――』日本放送出版協会。

太田至編［2016］『アフリカ潜在力』京都大学学術出版会。

大塚耕太郎・酒井明夫・智田文徳・星克仁・岩戸清香［2008］「高齢者のうつと自殺への介入――予防介入、危機介入、事後介入――」『老年精神医学雑誌』19。

岡浩一朗・石井香織・柴田愛［2011］「日本人成人の身体活動に影響を及ぼす心理的、社会的、環境的要因の共分散構造分析」『体力科学』60。

小塩真司［2004］『SPSSとAmosによる心理・調査データ解析　第２版』東京書籍。

川上憲人・橋本英樹・近藤尚己編［2015］『健康と社会――健康格差解消に向けた統合科学的アプローチ――』東京大学出版会。

交野好子［2007］『豊かな子産み・子育て環境『福井』――福井県の特質からみた少子化の背景――』福井県の特質から見た少子化背景報告書。

――――［2009］「はじめに」、福井県立大学健康長寿研究総括班編『「なぜか健康長寿」を考える――「こころ・からだ・しゃかい」の視点から――』（県民双書Ⅸ）、福井県立大学。

カワチ、I.［2013］『命の格差は止められるか』小学館。

カワチ、I.・等々力英美編［2013］『ソーシャル・キャピタルと地域の力――沖縄から考える健康と長寿――』日本評論社。

木内信蔵編［1969］『政治地理学』朝倉書店。

県民性データ研究会編［2005］『ニッポン面白ランキング地図』ビジネス教育出版社。

厚生労働省［2002］『賃金構造基本統計調査』。

――――［2005］『賃金構造基本統計調査』。

――――［2008］『一般職業紹介状況』。

斎藤正彦［2011］「高齢者の社会的孤立と精神保健－総論－」『老年精神医学雑誌』22。

榊原久孝［2002］「ブレスローの７つの健康習慣と社会的ネットワーク」『日本看護医療学会雑誌』4（1）。

坂本光司・幸福度指数研究会［2011］『日本でいちばん幸せな県民――40の指標で幸福度をランキング――』PHP研究所。

坂本治也［2010］『ソーシャル・キャピタルと活動する市民――新時代日本の市民政治――』有斐閣。

清水昭俊［1987］『家・身体・社会――家族の社会人類学――』弘文堂。

水津一朗［1970］『社会地理学の基本問題』大明堂。

――――［1974］『近代地理学の開拓者たち』地人書房。

杉村和彦［2004］『アフリカ農民の経済――組織原理の地域比較――』世界思想社。

――――［2007］「健康長寿研究の地域論的展開――健康長寿地域単位の方法とその課題――」『福井県立大学論集』29。

総務省［2004a］『事業所・企業統計調査』。

――――［2004b］『全国消費実態調査報告』。

――――［2005］『国政調査報告』。

――――［2006a］『住民基本台帳人口移動報告年報』。

――――［2006b］『社会生活基本調査報告』。

――――［2006c］『家計調査』。

祖父江孝男［2006］『県民性の人間学――出身県でわかる人柄の本――』新潮社。

高谷好一［1996］『＜世界単位＞から世界を見る』京都大学学術出版会。

――――［1999a］『＜地域間比較の試み＞上』京都大学学術出版会。

――――［1999b］『＜地域間比較の試み＞下』京都大学学術出版会。

――――［2010］『世界単位論』京都大学学術出版会。

高橋邦明［2008］「高齢者の自殺」『最新精神医学』13。

瀧澤透・崎原盛造・名嘉幸一・和気則江・有泉誠・渡辺直樹・田口学［2004］「秋田県一農村における高齢者のソーシャルサポートと健康、居住形態、および主観的幸福感との関連について」『民族衛生』70。

武光誠［2001］『県民性の日本地図』文藝春秋。

立本成文［1996］『地域研究の問題と方法』京都大学学術出版会。

塚本利幸［2004］「男女間の家事分担と地域特性に関する考察――女性就業率高位の福井県を事例として――」『日本ジェンダー研究』７。

――――［2009］「三世代居住の再生産構造」、福井県立大学健康長寿研究総括班編『「なぜか健康長寿」を考える――「こころ・からだ・しゃかい」の視点から――』（県民双書Ⅸ）、福井県立大学。

――――［2011a］「女性の方針決定過程への関与と時間的な制約の関係についての考察――女性就業率高位の福井県を事例として――」『日本ジェンダー研究』14。

――――［2011b］「男女間の家事分担の規定要因に関する研究――女性就業率高位の福井県を事例として――」『福井県立大学論集』37。

坪内良博編［1999］『＜総合的地域研究＞を求めて――東南アジア像を手がかりに――』京都大学学術出版会。

津村文彦［2009］「健康長寿と信心」、福井県立大学健康長寿研究総括班編『「なぜか健康長寿」を考える――「こころ・からだ・しゃかい」の視点から――』（県民双書Ⅸ）、福井県立大学。

寺島実郎監修・日本総合研究所編［2016］『全47都道府県幸福度ランキング＜2016年版＞』東洋経済新報社。

徳野貞雄［2009］「『赤の他人との関係』より『知り合いとの関係』、金融危機を希望に転じる」『現代農業』二月増刊号。

野沢慎司編・監訳［2006］『リーディングス　ネットワーク論――家族・コミュニティ・社会関係資本――』勁草書房。

樋野公宏・石井儀光［2014］「高齢者における居場所の利用実態と意義」『日本建築学会計画系論文集』79（705）。

福井県［2005］「ふくいの健康長寿の謎解き」（福井県健康長寿調査分析報告書）、福井県福祉環境部健康増進課。

福井県立大学健康長寿研究総括班［2009］『「なぜか健康長寿」を考える――「こころ・からだ・しゃかい」の視点から――』（県民双書Ⅸ）、福井県立大学。

福西勇夫［1990］「日本語版General Health Questionnaire（GHQ）のcut-off point」『心理臨床』３。

冨士谷あつ子・塚本利幸［2007］『男女共同参画の実践――少子高齢社会への戦略――』明石書店。

冨士谷あつ子・伊藤公雄編［2009］『超少子高齢社会からの脱却――家族、社会、文化とジェンダー政策——』明石書店。

古荘純一［2009］「日本の子どもの自尊感情はなぜ低いのか」『児童精神科医の現場報告』光文社。

平成県民性調査会［2004］『人の性格と相性が「出身県」ですぐわかる本』コアラブックス。

牧野唯・今井範子［1999］「高齢期における交流から見た『精神的居場所』の特徴と居住形態との関係——奈良県橿原市今井町の場合——」『日本建築学会計画系論文集』522。

増地あゆみ・岸玲子［2001］「高齢者の抑うつとその関連要因についての文献的考察——ソーシャルサポート・ネットワークとの関連を中心に——」『日本公衆衛生雑誌』48。

松本真澄［2013］「高齢期に生き生きと暮らすための住環境：「居場所」の可能性（特集 心身の健康と住まい）」『季報住宅金融』26。

三徳和子・高橋俊彦・星元二［2006］「高齢者の健康関連要因と主観的健康感」『川崎医療福祉学会誌』15（2）。

宮川公男・大守隆編［2004］『ソーシャル・キャピタル——現代経済社会のガバナンスの基礎——』東洋経済新報社。

宮本正興・松田素二編［2018］『改訂新版 新書アフリカ』講談社。

矢野新一［2005］『おんなの県民性』光文社。

山岸俊男［1999］『安心社会から信頼社会へ——日本型システムの行方——』中央公論新社。

山本嘉一郎・小野寺孝義［1999］『Amosによる共分散構造分析と解析事例』ナカニシヤ出版。

家森幸男「2006」『長寿の謎を解く——知るを楽しむ この人この世界——』日本放送出版協会。

歴史地理学会編［1975］『政治区画の歴史地理』歴史地理学会。

＜欧文献＞

Aida, J., Kondo, K., Hirai, H., et al.［2011］"Assessing the association between all-cause mortality and multiple aspects of individual social capital among the older Japanese," *BMC Public Health*, 11.

Aida.J., Kondo,K., Kawachi, I., et al.［2013］"Does social capital affect the incidence of functional disability in older Japanese? A prospective population-based cohort study," *J Epidemiol Community Health*, 67（1）.

Berkman, L.F. and Breslow, L.［1983］*Health and Ways of Living：The Alameda County Study*, New York：Oxford University Press.

Berkman, L.F. and Syme, S.L.［1979］"Social network, host resistance, and mortality：a nine-year follow-up study of alameda county residents," *Am J Epidemiol*, 109.

Bowling, A.［1994］"Social networks and social support among older people and implications for emotional well-being and psychiatric morbidity," *Intern Rev Psychiatry*, 6.

Coleman,J.S. [1988] Social "Capital in the Creation of Human Capital," *American Journal of Sociology*, 94（金光淳訳「人的資本の形成における社会関係資本」、野沢慎司編・監訳『リーディングス　ネットワーク論　家族・コミュニティ・社会関係資本』勁草書房，2006年）.

Collier, P. [2007] *The Bottom Billion：Why The Poorest Countries are Failing and What can be Done About It*, New York：Oxford University Press（中谷和男訳『最底辺の10億人――最も貧しい国々のために本当になすべきことは何か?――』日経BP社、2008年）.

Fratiglioni, L., Palliard-Borg, S., Winblad, B. [2004] "An Active and Socially Integrated Lifestyle in Late Life Might Protect Against Dementia," *Lancet Neurol*, 3.

Kawachi, I. and Kennedy, B. P. [2002] *The Health of Nations：Why Inequality is Harmful to Your Health*, New York：New Press（西信雄・高尾総司・中山健夫監訳『不平等が健康を損なう』日本評論社、2004年）.

Kawachi, I., Subramanian, S.V. and Kim, D. eds. [2008] *Social Capital and Health*, Springer Science＋Business Media（藤澤由和・高尾総司・濱野強監訳『ソーシャル・キャピタルと健康』日本評論社、2008年）.

Kawachi, I., Takao, S. and Subramanian, S.V. eds. [2013] *Global Perspectives on Social Capital and Health*, New York：Springer Science（近藤克則・白井こころ・近藤尚己監訳『ソーシャル・キャピタルと健康政策――地域で活用するために――』日本評論社、2013年）.

Maddison, A. [2001] *The World Economy in Millennial Perspective*, Paris：OECD.

Nan, L. [2001] *Social Capital：A Theory of Social Structure and Action*, Cambridge：Cambridge University Press（筒井淳也・石田光規・桜井政成・三輪哲・土岐智賀子訳『ソーシャル・キャピタル――社会構造と行為の理論――』ミネルヴァ書房、2008年）.

Putnam, R.D. [1993] *Making Democracy Work：Civic Traditions in Modern Italy*, New Jersey：Princeton University Press（河田潤一訳『哲学する民主主義――伝統と改革の市民的構造――』NTT出版、2001年）.

Putnam, R.D. [2000] *Bowling Alone：The Collapse and Revival of American Community*, New York：Simon & Schuster（柴内康文訳『孤独なボウリング――米国コミュニティの崩壊と再生――』柏書房、2006年）.

Sahlins, M. D. [1972] *Stone Age Economics*, New York：Aldine（山内昶訳『石器時代の経済学』法政大学出版局、1984年）.

Sen, A.K. [1999] *Development as Freedom*, New York：Alfred A. Knopf（石塚雅彦訳『自由と経済開発』日本経済新聞社、2000年）.

＜ウェブサイト＞

厚生労働省[2000]「人口動態統計特殊報告：平成21年度『離婚に関する統計』の概況」（http://

www1.mhlw.go.jp/toukei/rikon_8/images/zu7-1.gif 2019年1月4日閲覧)。
――― [2012]「平成22年国民健康・栄養調査結果報告【全体版】」(http://www.mhlw.go.jp/bunya/kenkou/eiyou/dl/h22-houkoku-01.pdf, 2019年1月4日閲覧)。
――― [2017a]「27年都道府県別生命表」(https://www.mhlw.go.jp/toukei/saikin/hw/life/tdfk15/index.html, 2019年1月2日閲覧)。
――― [2017b]『平成27年都道府県別生命表の概況』(https://www.mhlw.go.jp/toukei/saikin/hw/life/tdfk15/index.html, 2019年1月2日閲覧)。
――― [2018]「平成29年人口動態統計月報年計(概数)の概況」(https://www.mhlw.go.jp/toukei/saikin/hw/jinkou/geppo/nengai17/dl/gaikyou29.pdf, 2019年1月30日閲覧)。
国立社会保障・人口問題研究所 [2005]「人口統計資料集2005」(http://www.ipss.go.jp/syoushika/tohkei/Popular/Popular2005.asp?chap=0, 2019年1月4日閲覧)。
――― [2018]「人口統計資料集2018」(http://www.ipss.go.jp/syoushika/tohkei/Popular/Popular2018.asp?chap=6&title1, 2019年1月4日閲覧)。
総務省 [2011]「平成22年国勢調査人口等基本集計」(http://www.e-stat.go.jp/SG1/estat/List.do?bid=000001034991&cycode=0, 2019年1月4日閲覧)。
社会実情データ図録「図録寿命をちぢめているもの(未婚、喫煙、左利きなど)」(http://www2.ttcn.ne.jp/honkawa/1820.html, 2019年1月4日閲覧)。
「社会生活統計指標――都道府県の指標――」(https://www.stat.go.jp/data/shihyou/index.html, 2019年1月2日閲覧)。
全国消費実態調査(https://www.stat.go.jp/data/zensho/2014/index.html, 2019年1月2日閲覧)。
「都道府県別統計とランキングで見る県民性」(http://www.todo-ran.com/, 2019年1月4日閲覧)。
「一目でわかる福井のすがた」(http://www.pref.fukui.lg.jp/doc/toukei-jouhou/hitome/hitome.html, 2019年1月2日閲覧)。
Ministry of Health, Nepal [2017] Nepal Demographic and Health Survey 2016, P147 (https://www.dhsprogram.com/pubs/pdf/fr336/fr336.pdf, 2019年1月30日閲覧)。
UNDP [2005] Nepal Millenium Development Goals Progress Report 2005 (http://www.undp.org.np/publication/html/mdg2005/07_MDG_NPL_Goal4.pdf, 2019年1月4日閲覧)。
United Nations, Department of Economic and Social Affairs, Population Division [2017], World Population Prospects: The 2017 Revision, Volume I. Comprehensive Tables (https://population.un.org/wpp/Publications/Files/WPP2017_Volume-I_Comprehensive-Tables.pdf, 2019年1月30日閲覧)。

索　　引

〈アルファベット〉

〈ア　行〉

〈カ　行〉

〈サ　行〉

〈タ　行〉

〈ナ　行〉

〈ハ　行〉

〈マ・ヤ行〉

〈ラ　行〉

《執筆者紹介》（執筆順、＊は編著者）

＊杉 村 和 彦（すぎむら　かずひこ）［序章、第５章、終章］
1958年　生まれ
京都大学大学院農学研究科博士課程単位取得退学、博士（農学）
現在、福井県立大学学術教養センター教授
主要業績
『改訂新版 新書アフリカ史』（共著）、講談社（講談社現代新書）、2018年。
『21世紀の田舎学——遊ぶことと作ること——』（共著）、世界思想社、2009年。
『アフリカ農民の経済——組織原理の地域比較——』世界思想社、2004年。

＊石 原 一 成（いしはら　かずなり）［序章、第３章、第８章］
1973年　生まれ
大阪市立大学大学院生活科学研究科後期博士課程修了、博士（学術）
現在、福井県立大学学術教養センター准教授
主要業績
『高齢者の体力および生活活動の測定と評価』（共著）、市村出版、2015年。
『地域高齢者のための転倒予防——転倒の基礎理論から介入実践まで——』（共著）、杏林書院、2012年。
『テキスト保健体育 改訂版』（共著）、大修館書店、2011年。

＊塚 本 利 幸（つかもと　としゆき）［第１章、第４章、第７章、第８章］
1964年　生まれ
京都大学大学院文学研究科博士後期課程単位取得退学
現在、福井県立大学看護福祉学部教授
主要業績
「アクティブシニアのボランティア活動参加と社会関係資本——福井県で実施したアンケート調査のデータ分析から４——」（共著）、『福井県立大学論集』49、2017年。
「女性活躍社会のイメージ——誰がどのようにイメージしているのか——」『日本ジェンダー研究』29、2017年。
『男女共同参画の実践　少子高齢社会への戦略』（共著）、明石書店、2007年。

大 森 晶 夫（おおもり　まさお）［第２章］
1961年　生まれ
福井医科大学大学院医学研究科修了、博士（医学）
現在、医療法人積善会・猪原病院院長
主要業績
『実践・職場のメンタルヘルス－地方自治体と大学との協働』（共編著）、創造出版、2013年。
“Thalamic abnormalities in patients with schizophrenia revealed by proton magnetic resonance spectroscopy,”（共著），*Psychiatry Research : Neuroimaging*, 98 (3), 2000.
“In vitro 1H-magnetic resonance spectroscopy of postmortem brains with schizophrenia,”（共著），*Biological Psychiatry*, 42 (5), 1997.

笠 井 恭 子（かさい　きょうこ）［第２章］

1966年　生まれ

石川県立看護大学大学院博士後期課程修了、博士（看護学）

現在、福井県立大学看護福祉学部教授

主要業績

『実践に生かす看護理論19第２版』（共著）、サイオ出版、2018年。

『特別養護老人ホーム入居高齢者の夜間の排泄方法と睡眠との関連』（共著）、『老年看護学』21（2）、2017年。

「要介護高齢者の睡眠状態と睡眠の季節差――北陸地方の特別養護老人ホームにおける長期追跡調査から――」（共著）、『老年看護学』21（1）、2016年。

炭 本 佑 佳（すみもと　ゆか）［第２章］

1982年　生まれ

福井県立大学大学院看護福祉学研究科修士課程修了、修士（看護学）

現在、滋賀医科大学医学部看護学科 助教

主要業績

『身体活動状況と社会要因との関連 NIPPON DATA2010』（共著）、厚生労働科学研究補助金 循環器疾患・糖尿病等生活習慣病対策総合研究事業 社会的要因を含む生活習慣病リスク要因の解明を目指した国民代表集団の大規模コホート研究：NIPPON DATA80/90/2010・平成28年度総括・分担研究報告書、2017年。

「５年間にわたる「ふくいイッチョライダンベル体操」の定期的実践が地域在住高齢女性の生活体力、形態および健康関連QOLに及ぼす効果――福井県敦賀市の介護予防地域支援事業に介入して――」（共著）、『ライフケアジャーナル』7（1）、2016年。

「認知症高齢者における日光浴と深部体温および睡眠覚醒リズムに関する研究」（共著）、『福井県立大学論集』42、2014年。

四 方 啓 裕（よも　あきひろ）［第６章］

1961年　生まれ

リバプール大学大学院熱帯小児医学修士課程修了

現在、福井県福井健康福祉センター医幹

藤 原 厚 作（ふじわら　こうさく）［第８章、第９章］

1987年　生まれ

京都大学大学院農学研究科修士課程修了

現在、京都大学大学院農学研究科博士後期課程

荒 井 尚 緒（あらい　なお）［第８章、第９章］

1994年　生まれ

京都大学農学部卒業

現在、京都大学大学院農学研究科修士課程

前 田 敏 貴（まえだ　としき）［第８章、第９章］

1995年　生まれ

京都大学農学部卒業

現在、京都大学大学院農学研究科修士課程

三世代近居の健康長寿学
——福井・北陸・日本・世界——

2019年3月30日　初版第1刷発行　　＊定価はカバーに表示してあります

編著者　杉村和彦
　　　　石原一成©
　　　　塚本利幸
発行者　植田　実
印刷者　出口隆弘

発行所　株式会社　晃洋書房
〒615-0026　京都市右京区西院北矢掛町7番地
電話　075（312）0788番㈹
振替口座　01040-6-32280

装丁　野田和浩　　印刷・製本　㈱エクシート
ISBN978-4-7710-3212-5